Td^{57}296

MÉMOIRE

SUR

L'ÉPIDÉMIE DE CHOLÉRA

ET DE SUETTE

QUI A RÉGNÉ DANS L'ARRONDISSEMENT DE MONTBÉLIARD,

DEPUIS LE MOIS D'AOUT JUSQU'A CELUI DE NOVEMBRE

1854,

par le Docteur TUEFFERD fils,

MÉDECIN EN CHEF DES ÉPIDÉMIES.

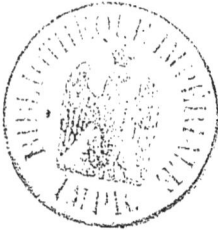

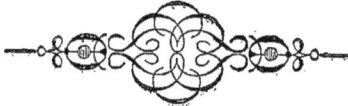

MONTBÉLIARD:

IMPRIMERIE DE HENRI BARBIER.

MÉMOIRE

SUR

L'ÉPIDÉMIE DE CHOLÉRA ET DE SUETTE

QUI A RÉGNÉ DANS L'ARRONDISSEMENT DE MONTBÉLIARD, DEPUIS
LE MOIS D'AOUT, JUSQU'A CELUI DE NOVEMBRE 1854,

**par le docteur TUEFFERD fils, médecin en
chef des épidémies.**

AVANT-PROPOS.

Nous nous occuperons, dans ce travail, de deux maladies d'une gravité bien différente. L'une est le *choléra ;*
l'autre a reçu le nom de *suette,* quoiqu'elle ressemble peu,
surtout au point de vue du pronostic, à la suette épidémique des derniers siècles.

Nous ne parlerons pas de ces deux affections séparément,
sous des titres particuliers. Notre but est de consacrer la
majeure partie de ce mémoire au choléra, tout en indi-
quant, chaque fois que l'occasion s'en présentera, ses
rapports avec la suette.

Ces maladies ont régné simultanément dans le pays où
nous pratiquons, du mois de juillet à la fin de novembre.
On verra qu'elles ont certaines analogies, et qu'on les a
considérées comme étant deux effets divers d'une cause
unique, deux expressions d'une seule entité morbide.

Pour que notre travail fût complet, il aurait fallu réu-
nir beaucoup de détails qui nous manquent. Pendant le
règne d'une épidémie aussi meurtrière, aussi répandue
que celle dont notre contrée vient de souffrir, le praticien
passe tout son temps au chevet des malades. A peine
trouve-t-il parfois l'occasion de prendre un court repos,
indispensable à sa propre santé. Comment recueillerait-il,

jour par jour, toutes les observations intéressantes ? Comment ferait-il des autopsies ? Il nous a été impossible de
tenir note de quelques faits curieux, comme, par exemple, la proportion des cas graves, des cas moyens, des
cas légers ; le nombre de ceux où un symptôme particu-
lier, une forme spéciale dominaient ; la quotité des malades chez qui tel médicament paraissait avoir une action
efficace ou nuisible, etc. En ce qui concerne les questions
de cette espèce, nous nous contenterons de retracer, d'une
manière générale, les impressions qui sont restées dans
notre mémoire.

Nous ne donnerons pas le chiffre total des malades.
Nous ne les avons pas tous vus nous-même, et les rensei-
gnements qui nous ont été fournis à cet égard sont trop
incertains pour que nous les reproduisions. Mais nous
pouvons livrer une statistique officielle des décès. En sup-
posant que nous ayons perdu, comme cela est arrivé dans
la plupart des autres localités, la moitié des malades
environ, on parviendra à se faire une idée à peu près
juste du nombre des personnes atteintes.

La partie de l'étude du choléra que nous regardons
comme la plus importante, est l'étiologie. De sa connaissance approfondie résultera sans doute une bonne
prophylaxie. Nous indiquerons avec soin les recherches
scrupuleuses que nous avons faites dans ce but. Les faits
dont nous parlerons sont parfaitement authentiques. Nous
avons apporté la plus sérieuse attention à leur examen ;
nous n'en avons accueilli aucun sans l'avoir vu et vérifié
nous-même.

Nous diviserons notre mémoire en trois parties :

Dans la première, nous étudierons l'étiologie, et nous
présenterons quelques considérations sur les contages en
général ;

Dans la seconde, nous nous occuperons de la symptomatologie ;

Enfin la troisième sera consacrée à l'examen du traitement et de la prophylaxie.

PREMIÈRE PARTIE.

ÉTIOLOGIE DU CHOLÉRA,

CHAPITRE PREMIER.

Causes prédisposantes.

ARTICLE 1.er

Topographie et géologie.

A l'exception peut-être des terrains granitiques, qui, d'après une communication faite à l'Institut par M. Bourbée, jouiraient d'une sorte de vertu préservative, il est très-probable qu'aucune espèce de sol ne met sûrement à l'abri du choléra. On l'a vu sévir dans les contrées et les climats les plus divers. Cela suffirait pour décider les médecins à négliger l'étude de la géologie dans ses rapports avec la maladie qui nous occupe.

Toutefois, comme l'étiologie des épidémies cholériques laisse encore beaucoup à désirer, et que tel fait, actuellement sans valeur, deviendra peut-être un jour la source d'applications utiles, nous croyons devoir consigner ici les observations suivantes.

L'arrondissement de Montbéliard forme la partie nordest du département du Doubs. Eu égard à son altitude, il peut se diviser en trois régions, savoir :

1° La région montagneuse, dans la partie méridionale. Son point culminant a 1100 mètres au-dessus du niveau de la mer. Presque exclusivement composée de terrains jurassiques, les étages calcaires en occupent les plus larges surfaces. Les étages marneux ne s'y présentent que dans le fond de quelques vallées et de certaines dépres=

sions. On y voit quelques rares lambeaux de néocomien et de calcaires lacustres. Ces derniers sont surmontés de dépôts de tourbe.

2° La région basse (où se trouve Montbéliard), dans la partie septentrionale de l'arrondissement. Son altitude ne dépasse pas 400 mètres. Elle ne comprend guère que le fond des vallées. Le terrain d'alluvion y domine. L'alluvion du Doubs, formée de sable et de galets jurassiques, est très-sèche et très-perméable. Celle des autres rivières ou ruisseaux, de nature siliceuse et mêlée d'argile, retient les eaux à sa surface, et il en résulte une constante humidité du sol. Les collines de cette région sont encore jurassiques, à l'exception toutefois de celles de la partie nord-est qui sont formées des grès de la molasse. Elles sont revêtues de vastes lambeaux de diluvium.

3° Enfin, la région moyenne, placée entre les deux autres, sauf un petit fragment séparé et distinct qui occupe, au couchant, une étendue peu considérable du canton de Montbéliard, et se continue dans l'arrondissement de Baume. Son altitude est de 400 à 700 mètres au-dessus du niveau de la mer. Le calcaire jurassique y abonde, plus encore que dans les précédentes. Elle est aussi généralement plus sèche. Dans les points les plus bas, les collines sont déjà revêtues de nappes de diluvium.

Le choléra s'est montré dans trente-trois communes de l'arrondissement.

Aucune n'appartient à la région montagneuse, qui a été complètement épargnée. Les rapports parvenus à la Sous-Préfecture, annoncent qu'on n'y a vu que des diarrhées bénignes et des suettes.

Cinq seulement, Ste-Marie, Meslières, Glay, Dasle et Ecot, sont dans la région moyenne.

Enfin, les vingt-huit autres sont dans la région basse. Ce sont : Montbéliard, Présentevillers, Ste-Suzanne, Dung, Issans, Rainans, Aibre, Le Vernoy, Lougres, Bavans, Dampierre-sur-le-Doubs, Etouvans, Vermondans, Audincourt, Courcelles, Mandeure, Arbouans, Seloncourt, Hérimoncourt, Etupes, Dampierre-les-bois, Badevel, Fesches-les-prés, Allanjoie, Dambenois, Nommay, Vieux-Charmont et Bethoncourt (le grand).

Si maintenant nous comparons, sous le rapport de la sécheresse ou de l'humidité, provenant de leur constitution géologique, les terrains sur lesquels reposent ces trente-trois localités, nous constatons que

huit ont un sol très-sec,

douze un sol assez sec,

treize un sol très-humide.

Néanmoins, ce ne sont pas les villages bâtis sur les terrains les plus aqueux, qui ont le plus souffert. Ste-Marie et le grand Bethoncourt, qui ont perdu à peu près le dixième de leur population, ont un sol très-sec et sont placés sur des collines passablement élevées. Au contraire, parmi les localités vraiment humides, il n'y en a que trois ou quatre dans lesquelles l'épidémie se soit montrée avec quelque violence, et encore y a-t elle fait beaucoup moins de ravages qu'à Ste-Marie et à Bethoncourt. Montbéliard, qui est construit, en grande partie, sur une alluvion siliceuse et marneuse, au confluent de trois rivières, dont les débordements se répètent plusieurs fois chaque année, n'a eu que soixante et onze morts sur ses six mille habitants.

Il semble donc que la sécheresse ou l'humidité des terrains ne joue pas un rôle considérable dans la gravité du fléau. Ce qui confirmerait cette opinion, c'est que, tout près de la limite septentrionale de l'arrondissement, à quelques kilomètres de Montbéliard, beaucoup de villages de la région des grès vosgiens, qui s'élèvent sur un sol marécageux, ont été complètement épargnés.

Relativement à l'altitude, nous avons vu que le choléra n'a point frappé la région montagneuse. Mais, parmi les localités envahies dans les deux autres, c'est Ste-Marie, l'une des plus élevées, qui a subi la perte la plus forte. A douze kilomètres de Montbéliard, un gros village du Haut-Rhin, nommé Beaucourt, situé à 450 mètres au-dessus du niveau de la mer, a compté deux cents décès sur une population de 2000 âmes. Par opposition, des communes placées dans le fond des vallées, sur des cours d'eau, n'ont été qu'effleurées par l'épidémie.

L'influence de l'*exposition* des lieux nous a paru tout-à-fait nulle, et nous ne nous y arrêterons pas.

ARTICLE 2.^e

Météorologie.

Si l'on réfléchit à la marche lente et continue du choléra, à travers de vastes continents, on est disposé à croire que les phénomènes météorologiques n'ont qu'une faible influence sur son développement et sa propagation. Tout au plus paraît-il, non pas cesser, mais s'apaiser en hiver.

S'il n'a gagné l'arrondissement de Montbéliard qu'en été, ce n'est pas à la température de cette saison qu'il faut l'attribuer. Depuis son invasion à Paris, il avait parcouru, pour nous atteindre, de nombreuses étapes.

C'est en Juillet qu'il se rapprocha d'une manière alarmante. On signala son apparition dans quelques villages de la Haute-Saône, très-voisins de nos limites, ainsi qu'à l'Isle-sur-le-Doubs, situé déjà dans notre département, à 22 kilomètres de Montbéliard.

Ce mois de Juillet fut le plus chaud de l'année. Le thermomètre varia entre 11 et 32° centigrades. La moyenne de la température fut de 20°,09. On recueillit 29 millimètres d'eau dans un pluviomètre de dix centimètres de diamètre. Il y eut quatre orages. Le vent sud-ouest régna pendant 19 jours et le nord-est pendant 12 jours. Nous ferons remarquer que la direction de ces vents, les seuls que nous ayons vus pendant les trois mois suivants, ne s'accorde qu'imparfaitement avec celle de l'épidémie. Celle-ci, venant de l'ouest, n'a pas cessé de s'avancer peu à peu vers l'est et le nord.

Pendant le cours d'Août, le choléra frappe 25 localités de l'arrondissement de Montbéliard. La chaleur commence à être moins grande : le thermomètre oscille entre 8 et 29° ; la moyenne de la température est de 18°,33. Il n'y a qu'un seul orage. On ne constate au pluviomètre que 5 millimètres d'eau.

En septembre, six autres communes sont envahies. La température varie de 0 à 29°, avec une moyenne de 15°,38. La quantité de pluie est inappréciable. Il y a deux orages.

En octobre, l'épidémie n'atteint que trois nouvelles

communes. Le thermomètre va de 0 à 24°, en moyenne 10°,79. On marque quinze millimètres de pluie. Un seul orage est constaté. Bien que les nuits commencent à être froides, le choléra sévit avec fureur à Bethoncourt, et dans quelques villages du Haut-Rhin, très-rapprochés de nous.

En novembre, un seul de nos villages vient s'ajouter à la série des précédents. Le fléau s'apaise. Il a cessé complètement dans plusieurs communes. Partout la mortalité devient moins considérable. Le thermomètre indique de — 6 à + 10° La moyenne est de 3°,24. La pluie est plus abondante : on en recueille 29 millimètres. Il neige cinq fois. Le vent nord-ouest souffle pour la première fois et seulement pendant quatre jours.

En décembre, la température s'abaisse de plus en plus. La neige couvre nos montagnes. On ne parle que d'un seul cas de choléra dans l'arrondissement, mais il y en a d'autres, à 12 ou 15 kilomètres de Montbéliard, dans un village du Haut-Rhin, nommé Bourogne.

En résumé, le fléau nous menace, sans nous atteindre encore, pendant le mois le plus chaud de l'année, c'est-à-dire en juillet. En août, il éclate dans 25 communes; mais le nombre des localités envahies diminue graduellement en septembre, octobre et novembre. Enfin il nous quitte en décembre.

Toutefois, la proportion des décès, eu égard à la quantité des villages encore infectés, est aussi forte en octobre qu'au mois d'août.

Nous n'avons pas remarqué que les orages aient eu une influence bien sensible sur l'intensité de l'épidémie.

Depuis que M. Schœnbein a publié ses intéressantes découvertes, on a cru voir une cause du choléra dans la diminution de l'ozone atmosphérique. A notre grand regret, nous n'avons pas eu le temps de faire des expériences propres à vérifier cette assertion.

D'après le professeur de Bâle, les atomes putrides auxquels il attribue les grandes épidémies, seraient détruits, en totalité ou en partie, par l'ozone que développe l'électricité des nuages. Comment se fait-il donc que, dans notre contrée, le fléau soit resté insensible aux orages, et que, dans d'autres lieux, la production de ce phénomène météorologique ait paru quelquefois lui imprimer un nouvel élan?

Nous exposerons plus loin les motifs qui nous font penser que si l'ozone n'est pas dépourvu d'une certaine action sur les miasmes proprement dits, rien ne prouve qu'il exerce une influence heureuse sur la cause efficiente des épidémies cholériques.

ARTICLE 3.

Hygiène et condition des habitants.

L'arrondissement de Montbéliard est manufacturier, industriel et agricole. Il est donc principalement peuplé d'ouvriers de fabriques et de cultivateurs.

Les premiers gagneraient de quoi vivre assez bien, s'ils n'avaient pour la plupart à entretenir des familles nombreuses, et s'ils n'apportaient pas une négligence incroyable au soin de leurs ménages. On peut dire que leurs mœurs sont en général moins sages que celles des cultivateurs. Leur santé est aussi moins solide. Il en est qui sont usés, quoique jeunes encore. Tels sont, entr'autres, ceux qui sont employés dans les filatures de coton. On comprendra facilement à combien de maladies ils sont exposés, si l'on songe à leur pauvreté, aux privations qu'ils endurent, à leur incurie, à leur inconduite ordinaire, et surtout à la nature de leurs travaux, qui les astreint à vivre enfermés dans des ateliers où l'air est chargé de poussière et d'émanations insalubres.

Quoique nos environs soient fertiles, la grande majorité des cultivateurs ne jouit que d'une aisance très-médiocre. Beaucoup même éprouvent une gêne qui touche de près à la misère. Le manque de récoltes abondantes, joint à d'autres causes qui ne sont pas particulières à la contrée, a, depuis deux années surtout, considérablement augmenté le malaise des campagnes. Mais, quelle que soit ou leur fortune ou leur pauvreté, les habitants de nos villages ne possèdent pas la moindre notion de l'hygiène. Leur nourriture consiste exclusivement en laitage, féculents, soupes maigres, légumes verts ou secs, et pain bis. La viande de porc salée est la seule dont ils fassent usage, une fois par semaine. Ils se logent à l'étroit, dans des

maisons sales et obscures , et l'on verra que c'est principalement à cette dernière condition qu'il paraît rationnel
d'attribuer la violence de l'épidémie.

ARTICLE 4.

*Influence de l'âge , du sexe , des professions et des tem-
péraments. Proportion des malades dans les familles
atteintes.*

1.° *Age.* Il y a eu 341 décès par le choléra bien constaté , dans les 33 communes que nous avons énumérées.

De ces 341 décès , on compte 80 enfants de un à douze
ans.

De 122 des autres personnes qui ont succombé

$$\left.\begin{array}{l} \text{9 avaient de 12 à 20 ans.} \\ \text{38 . . de 20 à 40 —} \\ \text{55 . . de 40 à 60 —} \\ \text{40 . . de 60 à 83 —} \end{array}\right\} 122$$

Restent 219 décès arrivés à un âge qu'il nous a été
impossible de connaître.

On voit que c'est aux deux périodes extrêmes de la vie
que la mortalité a été le plus forte.

2.° *Sexe.* Des 341 décès, 194 appartiennent au sexe
féminin , et 147 seulement au sexe masculin. En retran-
chant les 80 enfants, nous trouvons 117 hommes et 144
femmes ou filles.

3.° *Professions.* La très-grande majorité des malades
appartenait à la classe des petits cultivateurs. Un nombre
beaucoup moins considérable était composé d'ouvriers de
fabrique. La ville de Montbéliard , où sont réunies les
professions les plus diverses, n'a enregistré que 71 décès.
Aucune personne d'une position élevée n'a été atteinte ;
la bourgeoisie elle-même n'a que fort peu souffert. Presque toutes les victimes se rencontraient dans les classes
inférieures de la population.

Un médecin de Besançon , le docteur Coillot, qui attribue au tannin une puissance curative presque infaillible ,
répéta dans le journal du département que les tanneurs
sont réfractaires au choléra. Notre plus proche voisin ,
pauvre ouvrier tanneur , est mort de cette maladie.

Si l'on en croit un praticien de Paris, qui fait grand bruit de la métallothérapie, les personnes qui travaillent le cuivre jouiraient également d'une incontestable immunité. Mais cette illusion n'était pas possible dans le pays où nous exerçons. Nous avons vu succomber des ouvriers qui passaient leur vie dans une fabrique d'horlogerie à Montbéliard, et le nombre de ceux qui ont été frappés, dans des conditions analogues, a été fort grand à Beaucourt (Haut-Rhin).

4.° *Tempéraments.* Nous n'avons pas remarqué que le mal asiatique respectât plutôt un tempérament qu'un autre. Des hommes vigoureux, dans toute la force de l'âge, dans toute la plénitude de la santé, lui ont payé leur tribut. Aucune constitution, aucune idiosyncrasie ne mettait à l'abri de ses coups. Les vieillards, les valétudinaires, n'étaient pas affectés de préférence aux autres; mais, chez eux, la maladie laissait moins d'espoir, et la plupart y succombaient.

5.° *Proportion des malades dans les familles atteintes.* Nous avons compté que dans 153 familles composées en tout de 712 membres, il y a eu 283 malades; ce qui donne 1,85 par famille et 1 sur 2,52 personnes.

ARTICLE 5.

De la diarrhée prémonitoire au point de vue de l'étiologie du choléra.

Constatons d'abord deux points essentiels :

Le premier, c'est qu'une épidémie générale de diarrhée a précédé de plusieurs semaines, dans presque tout l'arrondissement, l'invasion du choléra.

Le second, c'est que le choléra commence très-ordinairement par une simple diarrhée.

Il semble donc qu'il y ait, entre ces deux faits, une relation très-étroite, mais de quelle nature ?

Beaucoup de praticiens ont vu, dans la diarrhée, une légère atteinte de choléra. Ils ont regardé les deux affections comme provenant d'une seule origine, comme identiques, malgré la différence de leurs formes. Ils ont avancé que l'une n'étant qu'un degré affaibli, un principe, un début de l'autre, on arrête celui-ci en maîtrisant ce qui ne serait, d'après eux, que sa manifestation primitive.

Examinons :

En dépit de certaines méthodes, on n'enraie pas, à leur naissance, les pyrexies continues, les fièvres exanthémateuses, la typhoïde, etc. On n'abrége pas même leur durée; elles parcourent d'une manière en quelque sorte, fatale, leur évolution naturelle. On ne fait pas avorter une dothinentérie en dissipant l'état gastrique du début, pas plus qu'une rougeole ou une scarlatine en faisant disparaître un coryza ou une angine. On pourrait même soutenir cette vérité pour beaucoup d'affections d'un autre genre : on ne croit plus guère à la possibilité de *juguler* les pneumonies, par exemple, — et l'on supposerait que, par un privilège exceptionnel, le choléra se soustrait à cette loi !

Les diarrhées ont été nombreuses dans la région montagneuse de l'arrondissement où le choléra ne s'est pas montré. Il en a été de même dans plusieurs communes qui étaient à peu près cernées par des foyers cholériques très-voisins. Voujaucourt, Bart, Grand-Charmont, Colombier-fontaine, Allondans en sont des exemples. Si la diarrhée n'est qu'une expression affaiblie, un début du mal indien, n'est-il pas étrange qu'il n'y ait eu, dans ces localités, aucune personne chez qui elle ait revêtu des caractères plus graves ?

Il y en a d'autres où les diarrhées, d'abord très-fréquentes, avaient à peu près disparu lorsque le choléra y commença. A Bethoncourt, un intelligent instituteur en avait traité 107 avec succès, et depuis quelques jours l'état sanitaire était redevenu bon, lorsque, dans la nuit du 25 au 26 octobre, à la suite d'un ouragan, le fléau vint fondre sur cette malheureuse commune qu'il décima rapidement. Il nous est bien difficile d'admettre que l'épidémie prémonitoire était de la nature des flux intestinaux qui, plus tard, furent suivis des plus funestes accidents.

Assez souvent, des personnes rétablies d'une diarrhée bénigne, depuis huit à quinze jours et même plus, mouraient du choléra. On ne voit cependant pas ordinairement un sujet contracter deux fois la même pyrexie pendant le cours d'une seule épidémie.

Dans beaucoup de cas, la diarrhée cédait avec la plus

grande facilité. Un peu d'opium, une simple décoction de riz en faisaient prompte justice, et les malades recouvraient au bout de peu de jours, ou même de quelques heures, toute leur santé.

Mais dans d'autres cas, moins fréquents il est vrai, le traitement le plus actif restait infructueux. Tout au plus était-il possible de ralentir cette indisposition, en apparence si légère, et le choléra lui succédait enfin.

Quelle différence entre ces deux espèces !

Nous avons dit que la très-grande majorité des cholériques commençaient par avoir de la diarrhée. Celle-ci se prolongeait pendant un, deux, trois jours, rarement plus, avant l'explosion des vomissements, des crampes, etc. Mais nous devons ajouter que, plusieurs fois, sa durée ne fut que de deux heures, d'une heure et même moins. Il y a donc des cas où la diarrhée prémonitoire n'existe pas, à moins que l'on ne veuille appeler ainsi le premier symptôme d'une attaque foudroyante. Nous avons pris, à ce sujet, les informations les plus précises ; nous avons eu le soin de questionner non-seulement les malades, qui pouvaient avoir des motifs pour nous tromper, mais encore leurs parents et leurs amis. Nous nous rappelons, entr'autres, un fait qui nous a péniblement frappé. Une jeune femme était en pleine cyanose, et tout annonçait sa fin prochaine. C'était dans la soirée. Son mari ne la quittait pas, il lui prodiguait les soins les plus tendres, se penchait sur elle, et, dans son désespoir, la couvrait de baisers. Ce brave homme n'éprouvait pas encore le moindre trouble abdominal. Nous l'interrogeâmes soigneusement sur ce point, car nous étions effrayé des dangers qu'il courait. Le lendemain, lorsque, au point du jour, nous revînmes dans le village, la femme et le mari étaient tous deux en bière !

Nous n'avons point vu de *choléra sec*. Il y a toujours eu des déjections pathognomoniques, mais quelquefois, il est vrai, en très-petit nombre.

Nous n'ignorons pas que dans toutes les épidémies fébriles contagieuses, et particulièrement dans celles de scarlatine et de miliaire, il y a des cas si légers, qu'on serait fort exposé à les méconnaître, s'ils ne se manifestaient pas au milieu de cas plus graves et non douteux ; nous savons aussi que tous les traitements réussissent contre d'aussi faibles atteintes. Il en est sans doute de même dans les épidémies de choléra. Néanmoins, nous croyons être dans le vrai en formulant les conclusions suivantes :

1° Il a régné, pendant l'épidémie, deux espèces de diarrhée, les unes comparativement beaucoup plus nombreuses, de nature bénigne ; les autres plus graves, et qui sont le premier symptôme d'une intoxication de l'organisme.

2° Les diarrhées bénignes nous paraissent dépendre d'une constitution atmosphérique particulière. Les autres seraient le produit d'un facteur spécifique.

3° L'existence des épidémies de diarrhée bénigne constitue une prédisposition générale très-favorable à l'invasion de la seconde espèce.

4° Il y a par conséquent de grandes chances pour qu'une diarrhée bénigne négligée se transforme en une diarrhée grave et conduise au choléra, si le malade est exposé à l'action du principe qui engendre ce dernier.

Nous avons vainement cherché quelque signe distinctif certain entre les deux espèces de diarrhée. Nous n'en avons trouvé, jusqu'à ce jour, de bien réel que dans leur mode de terminaison. Toutefois, il nous a semblé que lorsque les selles d'un caractère bilieux s'accompagnaient de coliques, les malades avaient moins à craindre que quand les garde-robes étaient aqueuses, sans douleur abdominale, sans malaise très-prononcé. Bien des fois nous avons quitté, le soir, des personnes qui présentaient ce dernier état. Elles assuraient ne pas souffrir, refusaient des soins qu'elles trouvaient superflus, et le lendemain, à notre arrivée dans leur commune, nous apprenions leur mort.

CHAPITRE DEUXIÈME.

Causes déterminantes.

Contagion.

Nous n'avons trouvé jusqu'ici la cause primitive du choléra, ni dans la nature des terrains, ni dans leur altitude ou leur exposition, ni dans les influences météorologiques, ni dans les conditions individuelles dont nous avons parlé. Il ne provient pas davantage des effluves putrides et des vapeurs terrestres de nos contrées. Son origine étrangère, son immense parcours avant d'arriver jusqu'à nous, le prouvent suffisamment.

Nous allons maintenant nous efforcer de démontrer deux propositions qui nous paraissent exprimer des vérités de la plus haute importance.

La première, c'est que, de même que la plupart des affections fébriles continues, réputées miasmatiques, le choléra sévit de préférence sur les personnes et dans les lieux privés d'une bonne hygiène.

La seconde, c'est qu'il est le résultat d'un principe contagieux, c'est-à-dire susceptible de se multiplier, et qu'il peut se transmettre de l'individu malade à l'individu sain, non peut-être par contact immédiat ou par inoculation, mais surtout par la voie de l'air ambiant.

Il est de notoriété publique qu'à de rares exceptions près, le choléra n'a enlevé dans notre arrondissement et ses environs, aucune personne jouissant d'une certaine aisance. Presque tous les malades ont été observés soit dans des familles très-pauvres, soit dans des ménages qui, sans être privés du nécessaire, étaient obligés de s'imposer des privations, ou qui commettaient de nombreuses infractions aux lois d'une saine hygiène.

L'opinion que nous émettons est celle de la majorité

des praticiens. Elle est tellement vraie que les gens du peuple s'écriaient avec amertume : « Le choléra nous poursuit impitoyablement, mais il respecte les riches! »

Cette préférence de la maladie pour la classe pauvre ou peu aisée ne s'est pas montrée seulement dans le pays où nous pratiquons. A Gray, où elle a fait d'affreux ravages, c'est à peine si quelques personnes d'un rang élevé dans la société lui ont payé leur tribut. A Dôle, qui a compté jusqu'à mille décès, la même remarque a été faite. Le docteur Reymann rapporte que dans un petit et misérable village russe, habité par des Juifs, 700 malades sur 800, sont morts. Pendant les derniers désastres occasionnés à Naples par le fléau, de 146 habitants d'une rue étroite et sombre, 3 seulement ont survécu.

Il est donc permis de dire que les épidémies de choléra commencent d'habitude là où elles rencontrent des conditions opportunes, c'est-à-dire des habitations mal tenues; et que, frappant d'abord le prolétaire, elles n'atteignent successivement la bourgeoisie et les classes supérieures que lorsqu'elles ont acquis, par la grande multiplicité des cas, une force à laquelle rien ne résiste plus.

Pour qu'un poison agisse, il faut qu'il soit absorbé à dose suffisante. Or, dans quelles circonstances le contage cholérique pourra-t-il se concentrer et agir, si ce n'est dans celles que nous signalons. Visitez les demeures de nos prolétaires ou même de la plupart de nos cultivateurs. Quel affligeant spectacle! Une chambre resserrée, basse, presque sans lumière, renferme une famille nombreuse, épuisée par les longues fatigues et les dures privations. On n'ouvre presque jamais les fenêtres de ce triste réduit. On y prépare les repas en été comme en hiver. On suffoque lorsqu'on y pénètre. — Qu'un contage s'y introduise, il y séjourne, parce qu'il n'a pas d'issue, et bientôt il y choisit une première victime.

Mais cet agent délétère bornera ses effets, et pourra même passer inaperçu, s'il entre dans une maison spacieuse, où chaque membre de la famille, sagement alimenté, soucieux des précautions hygiéniques, respire un air pur et renouvelé.

Ce que nous avons vu dans nos campagnes, nous ne l'avons que trop souvent vérifié dans la ville. Il existe à Montbéliard une certaine quantité de maisons assez vastes, mais divisées en petits logements pour les ouvriers des fabriques. On ne se figure pas le désordre de leur intérieur. Lorsque le choléra les envahissait, il ne manquait jamais d'y multiplier ses coups.

Que si, maintenant, nous cherchons à démontrer la transmissibilité du choléra, nous sentons la nécessité de relater d'abord des faits authentiques.

Une première remarque très-importante, c'est que, quand le choléra se montre dans une famille, il se contente rarement d'y frapper une seule personne, surtout si, comme nous l'avons dit, il y rencontre les éléments favorables à sa propagation. Des ménages entiers ont disparu, des maisons ont été rendues désertes.

Trois familles, composées en tout de vingt individus, étaient entassées dans une misérable cabane de notre faubourg, appartenant au sieur Déray. L'une de ces trois familles s'éteint la première, en 48 heures : le mari, la femme et l'enfant sont emportés par l'épidémie. Deux jours plus tard, nous rencontrons, dans cette même masure, quatre nouveaux cas désespérés. Immédiatement nous en avertissons l'autorité, qui fait transporter les moribonds à l'hôpital, et ordonne que les treize personnes encore valides soient disséminées dans d'autres logements. La maison qu'elles quittent est *aérée*, blanchie, désinfectée de fond en comble, et la semaine ne s'est pas écoulée, qu'elles y rentrent sans danger. Que seraient-elles devenues sans cette sage mesure ?

Nous nous sommes assuré bien des fois, — et cette observation est la contr'épreuve de la précédente, — que la contagion est moins à redouter, lorsque, le malade occupant une chambre propre, vaste, ventilée, ses parents se partagent les soins à lui donner, de manière à ne pas faire de trop longs séjours auprès de lui. Si les femmes figurent en plus grand nombre que les hommes au nécrologe du choléra, n'est-ce pas, entre autres causes, parce qu'elles sont plus sédentaires et qu'elles entourent les malades de plus de soins, tandis que leurs maris ou leurs fils sortent pour vaquer à leurs travaux ? Si, malgré d'incroyables fatigues, tant de médecins échappent au fléau, n'est-ce pas, en grande partie, parce que leurs visites sont forcément courtes, et qu'ils respirent un air pur en allant d'une maison à une autre ?

Les observations de cette nature rentrent, nous le savons, dans la catégorie de celles dont nous avons donné l'explication tout à l'heure; mais elles viennent à l'appui de la contagion, car les maladies épidémiques transmissibles prennent toutes de semblables allures.

Au surplus, voici des faits plus concluants.

La première victime du mal indien à Sᵗᵉ-Suzanne est une petite fille âgée de douze ans, nommée *Surleau*. Le lendemain de sa mort, sa mère qui ne l'a pas quittée pendant sa courte maladie, s'alite à son tour. A peine paraît-elle entrer en convalescence, que son mari est foudroyé par une attaque des plus vives.

Le digne pasteur du village n'abandonne pas ces trois cholériques; mais bientôt il tombe lui-même, et ce n'est pas sans peine qu'il se rétablit.

L'aïeule des *Surleau*, qui habite la même commune, mais dans un quartier très-éloigné et jusqu'alors épargné, passe de longues heures auprès de ses enfants malades. Dans l'espace de deux jours, elle suit son fils dans la tombe, et quatre des personnes logées dans la demeure où elle vient de s'éteindre, ne tardent pas à payer leur tribut au fléau.

Cette même famille a de pauvres parents, ses homonymes, qui habitent tous la plus misérable baraque du faubourg de Montbéliard, et elle en reçoit de fréquentes visites pendant l'épidémie. L'un d'eux, jeune femme d'une santé robuste, meurt du choléra. Sa mère succombe deux jours après, puis deux de ses enfants sont frappés. Parmi ces derniers, le plus jeune est transporté, déjà malade, *dans une ferme*, chez sa grand-mère, qui paie de la vie ses vains efforts pour le sauver.

Avant l'apparition de l'épidémie dans ce ménage, il n'y avait eu, à Montbéliard, que deux cas de choléra : le premier, chez une femme adonnée à l'ivrognerie, qui habitait un quartier très-éloigné; le second, chez un voyageur, qui tomba sur la place publique et mourut à l'hôpital.

Les premiers malades, après la famille Surleau de Montbéliard, furent ses plus proches voisins. Ce sont précisément ceux qui occupaient la maison Déray, ci-dessus mentionnée. On a vu que sept personnes y périrent. Parmi celles-ci, une femme reçoit les soins de sa sœur, nom-

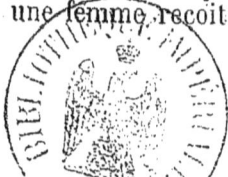

mée *Tisserand*, venue pour cela du village de Verlans
(Haute-Saône), où le choléra ne s'est point montré. La
femme Tisserand, saisie par le mal asiatique, est con-
duite à l'extrémité opposée de la ville, chez un sieur
Voisin, et elle y meurt pendant la période typhoïde. Son
père arrive de Désandans, commune aussi respectée par
l'épidémie. Il reste plusieurs jours auprès d'elle, mais
enfin il tombe malade, et l'on est obligé de le reconduire
dans sa famille, où il se rétablit. Voisin lui-même, qui
a reçu dans son petit appartement la femme Tisserand,
éprouve d'abord de vives coliques, des borborygmes,
puis il a, pendant plusieurs jours, une forte diarrhée
caractéristique, sans autre symptôme plus grave. Dès
lors quatre nouvelles personnes, dont deux succombent,
sont atteintes du choléra dans cette même maison.

Nous sommes appelé à Allanjoie, où l'épidémie n'avait
point sévi, auprès d'un sieur Charboutet, que nous trouvons expirant. Cet homme quittait chaque lundi sa famille
pour aller passer la semaine dans les ateliers de MM. Japy
frères, à Beaucourt, distant de 8 kilomètres, et il ne
rentrait chez lui que le samedi soir. Le choléra faisait
alors de grands ravages dans cette dernière commune.
Charboutet y ressent les premières atteintes du mal. On
le ramène dans son domicile, et il y meurt. Sa femme,
qui n'est point allée à Beaucourt, et qui, au moment de
notre visite, n'a point encore de diarrhée, expire déjà
le lendemain. Depuis cette époque, Allanjoie n'a plus un
seul cholérique. Nous insistons beaucoup sur ce fait,
*parce qu'il ne permet pas d'alléguer l'intervention de
l'influence épidémique.*

Il nous serait facile d'augmenter le nombre des observations de ce genre. A Montbéliard, où nous n'avons
pas eu deux cents cholériques, on a pu suivre très-sou-
vent, pour ainsi dire pas à pas, la filiation de l'épidémie. Nous nous sommes assuré que, dans beaucoup de
cas, un malade en avait antérieurement soigné un autre,
ou qu'il y en avait eu déjà dans la même maison.

Nous n'ignorons pas que les anti-contagionistes ne manquent pas d'arguments contre la manière dont nous inter-
prétons les faits. Examinons-les rapidement :

I. Quelques-uns ne cherchent pas précisément à combattre, par de bonnes raisons, la contagiosité du choléra, mais ils recommandent de ne pas l'avouer.

Ne savent-ils pas que, dans presque toutes les contrées envahies, les raisonnements les plus habiles, les négations les plus formelles échouaient devant la sagacité des masses? Oublient-ils que la frayeur d'une épidémie promptement homicide ne fait pas moins de fuyards que celle de la contagion? De deux choses l'une : s'ils réussissent à convaincre, ils risquent d'augmenter le nombre des victimes; les personnes pieusement dévouées dédaignent alors les précautions qu'elles auraient prises utilement pour elles-mêmes, sans préjudice pour les malades. — Ou, au contraire, ils excitent la désertion, en laissant croire que la cause du fléau plane sur toute une ville ou sur tout un village. — Nous leur demanderons aussi s'ils ne craignent pas de déconsidérer la médecine, en niant une vérité que le peuple entrevoit sans peine.

Dans plus d'une occasion, notre langage a été plus heureux que le leur. N'osant pas faire entendre à tout le monde, comme aux personnes d'élite, le mot de *contagion*, nous avons dit que les exhalaisons des malades en général sont malsaines, qu'il faut les éviter autant que le devoir le permet, et que la prudence unie au courage préserve mieux que la peur et la fuite. Ces paroles, soutenues par notre assurance et notre exemple, ont empêché bien des abandons.

II. Méconnaissant ou repoussant par système les cas où la transmissibilité n'était pas douteuse, d'autres se complaisent à reproduire ceux où elle n'a pas eu lieu.

Que signifie cette opposition? à quoi servent leurs discussions stériles sur la valeur relative des faits positifs et des faits négatifs? Il y a des circonstances où la maladie se communique, et d'autres où elle ne se communique pas : voilà tout. Le problème serait de découvrir les causes de cette différence. Nous espérons que notre travail en indiquera la principale.

III. On allègue la faible proportion des médecins qui meurent du choléra. Il serait facile de trouver, dans leur condition sociale, dans leur connaissance de l'hygiène, et, comme nous l'avons dit, jusque dans la

brièveté de leurs visites, la cause de leur apparente
immunité. Nous n'hésitons pas à affirmer qu'un simple
garde-malades court beaucoup plus de danger que le praticien le plus répandu. Cependant les pertes subies par
le corps médical sont plus grandes qu'on ne l'avoue. Huit
de nos confrères sont morts dans la Haute-Saône. A Gray,
quatre docteurs et un courageux élève *attaché à l'hôpital*
ont succombé. A huit kilomètres de Montbéliard, notre
honorable et zélé confrère, M. Vauthrin, de Châtenois,
a failli perdre la vie.

IY. L'on a parlé souvent de l'immunité dont jouiraient
les sœurs de la bienfaisance, les élèves de service et les
infirmiers dans les grands hôpitaux.

Sans entrer dans d'autres détails, rappelons que cette
preuve a été vigoureusement attaquée par MM. Briquet et
Mignot, et contentons-nous de lui opposer les faits que
nous avons recueillis nous-même.

Plusieurs bonnes sœurs, envoyées dans les villages de
la Haute-Saône, y sont mortes. Non loin de nous, à
Beaucourt, quatre infirmières ont succombé. La maladie
n'y régnait que depuis peu de jours, lorsqu'une dame,
entraînée par un noble mouvement du cœur, entre dans
une maison fort éloignée de la sienne, au milieu d'une
pauvre famille qui venait, à l'instant, de perdre l'un
de ses membres. Pour donner l'exemple, elle ensevelit
le cadavre, mais, déjà le lendemain, elle rend elle-même
le dernier soupir. — Nous conduisons à Bethoncourt une
jeune fille qui consent à y remplir les fonctions d'infir-
mière. Nous avons le soin de lui faire donner un logement
dans la partie basse du village, jusqu'alors épargnée; mais
elle, n'écoutant que son zèle, ne quitte pas les malades,
et, le quatrième jour, nous sommes obligé de la ramener,
dans l'état le plus grave. — La sage-femme de Châtenois
fut également enlevée, au milieu des soins qu'elle accordait à ses compatriotes.

De tels faits ont bien leur signification.

V. D'autres, avec le docteur Maclouglin, de qui
l'*Union médicale* a favorablement accueilli les idées (tome
8, N° 126), diront qu'une *diarrhée non contagieuse*
précédant toujours, sous forme épidémique, le choléra

proprement dit, tous ceux qui sont atteints de ce dernier y étaient en quelque sorte prédestinés, et que, par conséquent, il est peu rationnel de croire à sa contagiosité.

Nous nous sommes expliqué sur la valeur de cette diarrhée prémonitoire. Examinons les faits que nous avons signalés ; ils peuvent se résumer en peu de mots. Une personne va visiter des cholériques. Elle revient malade à son domicile. La plupart de ceux qui lui donnent des soins sont frappés ensuite, qu'ils aient fait, de longue date, ménage avec elle, ou qu'ils soient fraîchement arrivés d'un endroit indemne de l'épidémie... et l'on n'appellerait pas cela de la contagion ! Ah ! de bonne foi, serait-on aussi difficile s'il s'agissait de la scarlatine ou du typhus ? Tous ces malades avaient une prédisposition spéciale, objectez-vous ; ils avaient le germe de l'algide asiatique, la diarrhée prémonitoire. — D'abord ils ne l'avaient pas tous au moment où le premier d'entre eux fut frappé ; mais, quand cela serait ! Ne serez-vous pas réduits, malgré toutes les exigences de la science, à invoquer l'aveugle hasard, si l'on vous demande pourquoi le choléra a préféré sévir sur les personnes qui entouraient la première victime, tandis que dans la même ville, dans le même village, il y avait des centaines de diarrhées ?

VI. Si le choléra était contagieux, dit-on encore, pourrait-il souvent rester sporadique ?

Nous répondrons qu'il n'est point rare de voir les pyrexies les plus transmissibles se limiter çà et là, dans de petits espaces, lors même qu'elles s'y montrent le plus graves. Il n'y en a point qui ne restent parfois sporadiques dans de petites communes, en même temps qu'elles envahissent des villes entières. C'est dans les grandes cités que leurs épidémies se prolongent le plus, parce qu'elles y trouvent de nombreux aliments. Le choléra a sévi pendant une année et même plus à St-Pétersbourg, à Londres, à Paris.

VII. On ajoute que le choléra se répand plus vite que ces pyrexies, qu'il est plus variable, plus capricieux dans ses temps, dans sa marche, dans sa durée, dans ses symptômes, dans son intensité. Bref, il ne pourrait leur être comparé.

A la vérité , il est difficile de reconnaître une période d'incubation au choléra , surtout quand il précipite sa course et multiplie ses victimes. Souvent il présente de notables irrégularités ; mais quel est le praticien à qui les épidémies fébriles contagieuses apparaissent toujours sous le même aspect? Combien ne les voit-on pas varier dans leur marche , dans leur étendue, dans leur durée, dans leur malignité ? Que de grandes différences n'y a-t-il pas entre leurs cas les plus simples et les plus complexes, les plus légers et les plus graves !

VIII. Un autre argument , auquel les anti-contagionistes se rattachent avec force , est celui qu'ils puisent dans le transport du mal indien à de longues distances, pardessus des populations intermédiaires qu'il épargne. Selon eux , un pareil phénomène fait supposer, ou des miasmes ordinaires entraînés par les vents , ou une substance spécifique occulte , mais non contagieuse , créée sur les lieux où le choléra paraît à l'improviste.

Mais les miasmes ne peuvent être transportés à cent, deux cents, trois cents lieues par l'air , sans s'y neutraliser ou s'y annuler , et ce n'est pas de la direction des courants aériens que dépendent les courses épidémiques du fléau.

Relativement à la seconde supposition , nous ferons observer qu'il ne s'était rien passé d'insolite dans les localités où le choléra a surgi inopinément , et que la raison se refuse à expliquer une obscurité par une autre.

IX. On prétend que l'on voit des épidémies commencer en même temps sur trop de parties d'une ville ou même d'une contrée , et s'y étendre trop vite , pour qu'il soit possible de les attribuer à des transmissions individuelles de contages , dont la portée est très-restreinte.

Nous ne regardons pas comme impossible que plusieurs mètres cubes d'air se chargent d'assez de contages, pour donner la maladie simultanément à plusieurs personnes peu rapprochées les unes des autres. Nous pensons aussi que quelques individus, habitant divers quartiers d'une ville , peuvent être saisis presque en même temps , après avoir puisé le principe morbifique dans un même lieu ; mais ces deux cas sont rares. Ordinairement une épidémie, au lieu de naître en plusieurs points d'une commune, d'y marcher vite et d'y cesser aussi promptement qu'elle y a commencé, débute avec lenteur et finit de même. Le nombre des premiers sujets atteints est très-petit ; il s'accroît ensuite avec une rapidité de plus en plus grande, à mesure que de nouveaux foyers se multiplient ; puis, la quantité des personnes prédisposées continuant à diminuer, l'épidémie se ralentit progressivement, et enfin elle se termine avec plus de lenteur qu'elle n'a débuté.

Nous avons vu le fléau commencer à l'une des extrémités du village de Mignavillers (Haute-Saône), et se propager jusqu'à l'autre, de maison en maison, sans en oublier une seule.

On conçoit très-bien que la durée épidémique du choléra puisse être plus courte que celle d'autres épidémies contagieuses, parce que l'imprégnation suffisante est plus prompte, et que l'incubation et les autres phases sont plus courtes. Il en est de même de la fièvre charbonneuse bovine. Cette durée se proportionne aussi à la quotité des habitants.

X. M. Joly a cru pouvoir attribuer au choléra lui-même une *propriété épidémique*. « Quelle que soit, dit-il, « sa cause intime, restée inconnue jusqu'à ce jour, *il naît,* « *se développe,* se propage en vertu de sa propriété « essentiellement et exclusivement épidémique. » (Voyez l'Union médicale, tome IX, N° 19).

Malgré tout le respect que nous imposent la position et le talent de l'auteur, nous n'acceptons pas cette doctrine.

Nous n'admettons pas qu'une maladie possède une *propriété épidémique*, à moins qu'elle ne soit transmissible.

Les épidémies non contagieuses dépendent de causes générales, communes à tous les sujets qui en sont atteints, mais non d'une propriété particulière à la maladie elle-même.

Une semblable propriété ne serait après tout que de la contagiosité, et nous nous demandons si la crainte exagérée des maux que l'aveu de la contagion cholérique occasionnerait, n'est pas ce qui a entraîné le disert M. Joly à substituer à la *propriété contagieuse* une *propriété épidémique.*

Comment aussi comprendre que le mal asiatique *naisse et se développe* en vertu d'une propriété inhérente à sa nature, mais qui nécessairement ne doit pas lui pré-existers?

XI. Il y a enfin des médecins non contagionistes qui croient pouvoir rapporter l'extension du fléau à ce qu'ils appellent l'*influence* ou le *génie épidémique.*

Que veulent dire ces expressions vagues et abstraites? Quelle clarté laissent-elles dans l'esprit? quelle est la nature de ce génie destructeur? quel est le secret de sa puissance? Nos confrères ne nous l'apprennent pas.

A les entendre, l'*influence* ne produit ses effets perni-cieux que lorsqu'elle rencontre des conditions opportunes, et c'est ainsi qu'ils s'imaginent expliquer l'immunité dont jouissent certaines localités, certains quartiers, certaines rues, au voisinage d'un foyer de choléra. Mais cette hypo-thèse est tout simplement impossible. Lorsque l'*influence*, — et ce mot implique l'idée d'une action générale — plane sur une commune, sans y frapper plus de trois ou quatre personnes, dira-t-on que seules, parmi tous les habitants, elles recélaient la prédisposition nécessaire? Quand le fléau ravage un seul côté d'une rue, en res-pectant l'autre, est-ce toujours parce qu'il existe une différence dans leur salubrité? Ou bien y aurait-il une *influence* divisée, partielle, restreinte ici, étendue et terrible ailleurs?

Parmi les villages qui nous avoisinent, il en est prin-cipalement trois qui se ressemblent quant aux conditions de leurs habitants. Dung, Ste-Suzanne et Bethoncourt servent d'asile, les deux premiers surtout, à une grande partie des ouvriers des fabriques de Montbéliard. Tous ces ouvriers ont les mêmes habitudes, la même pau-vreté, la même alimentation, les mêmes vêtements, les mêmes demeures insalubres et presque toujours les mêmes maladies. Eh bien! à Dung, l'épidémie n'a enlevé que le 63e de la population, tandis qu'à Ste-Suzanne elle en a tué le 37e, et à Bethoncourt, le 12e!

Ainsi les termes *influence*, *génie épidémique* n'expli-quent rien. On ne saisit pas bien la pensée de ceux qui les emploient. S'ils veulent exprimer une modification délétère survenue dans l'air atmosphérique, il est très-probable qu'ils se trompent. Une altération mystérieuse dans la constitution météorologique ne pourrait être ni

assez étendue, ni assez morcelée pour produire tantôt
des choléras bornés à un quartier, à une rue, et même
à une ou deux maisons, tantôt une épidémie qui ravage-
rait des villes, entre lesquelles elle en laisserait d'autres
intactes.

Selon nous, la lumière commence à se faire si l'on
accepte l'existence d'une cause matérielle, d'un agent ou
principe capable de se multiplier en se reproduisant lui-
même, en un mot d'un *contage*.

Nous esquisserons tout à l'heure un essai théorique de
la nature des contages. Pour le moment, admettons-les
et ne nous occupons que de leurs effets.

La quotité des malades est toujours en raison directe
de leur abondance et de leur degré de concentration. Ils
peuvent n'être apportés que dans un quartier, dans une
rue, dans un petit groupe de maisons. Ils y font d'abord
quelques victimes ; puis, selon des circonstances souvent
inappréciables, mais quelquefois aussi faciles à reconnaître, on les voit s'épuiser au bout de peu de jours, ou
au contraire s'étendre en se multipliant.

La multiplication de ces principes, dans leur passage
à travers l'organisme, est regardée comme incontestable
pour les fièvres exanthémateuses, la peste, le typhus,
etc. Est-il donc rationnel de la nier quand il s'agit du
choléra qui a tant de rapports étiologiques avec ces pyrexies?

Or, cette reproduction des contages constitue pour les
maladies qu'ils engendrent, et pour le choléra en parti-
culier, la faculté de se transmettre. C'est de cette manière que les foyers pestilentiels prennent une activité si
redoutable dans les appartements mal tenus ; c'est pour
cela que nous avons vu, dans nos campagnes, des familles anéanties, tandis que le fléau ne faisait qu'une
victime dans les demeures où l'on savait affaiblir le poison,
en le disséminant.

Si l'on veut une nouvelle preuve de ce que nous avan-
çons, en voici une :

Une armée quitte un pays où règne le choléra, pour
se rendre dans un autre où cette maladie n'existe pas.
Arrivée à destination, ou même déjà pendant le trajet,
cette armée perd d'abord quelques soldats, puis les décès

augmentent chaque jour , et l'épidémie acquiert bientôt
la plus effroyable violence. Tous ces militaires avaient-
ils traîné avec eux l'agent qui devait les décimer ? N'est-
il pas vraisemblable qu'un petit nombre seulement avaient
eu ce triste privilége , et que le contage s'est multiplié à
mesure qu'il sévissait ? Voilà, si nous sommes bien informé, la marche qu'a suivie la cruelle épidémie de notre
armée d'Orient. Il n'est pas jusqu'à certains épisodes de
la catastrophe de Varna qui ne viennent confirmer et le
transport du principe morbifique , et sa multiplication ,
et sa concentration désastreuse toutes les fois que l'air
n'est pas renouvelé. On crut bien faire , disait un ministre au parlement britannique , en éloignant du foyer
principal les hommes encore valides , et l'on imagina de
transporter un régiment anglais à bord d'un vaisseau
qui prit la mer. Cependant le choléra poursuivit encore
les fugitifs. Un jour il en mourut cent ! Il avait fallu fermer les écoutilles pendant une tempête.

Nous retrouverions sans peine, dans l'histoire du fléau,
d'autres faits analogues.

Dans toutes ses apparitions en Europe , depuis 1832 ,
on l'a vu prendre une route constamment la même , et
c'est un point bien constaté qu'il sévit de préférence au
voisinage des grands cours d'eau. Est-ce, comme on l'a
prétendu , qu'il aurait une affinité toute spéciale pour les
régions humides ? Nous croyons que cela tient à ce que les
lignes aqueuses sont d'importants moyens de communication , et que les vallées, plus fertiles que les plateaux
et les montagnes, sont aussi plus peuplées et plus fréquentées. — Mais les épidémies cholériques se propagent
encore par les voies de terre. Dans notre arrondissement,
il y a eu beaucoup moins de victimes dans les villages
bâtis sur les bords du Doubs, que dans ceux qui s'élèvent
le long de la grande route de Villersexel , à travers le
plateau d'Arcey ; et nous devons ajouter que les communes placées sur les chemins vicinaux ont été, en général , relativement fort épargnées.

L'opinion que nous soutenons ici ne rend peut-être pas
compte de tous les faits , nous en convenons sans peine.
Mais on nous accordera que ce n'est pas une gratuite
hypothèse.

À notre point de vue , les maladies épidémiques fébriles,

à forme continue, réputées miasmatiques, résultent de causes analogues, mais spécifiques pour chacune d'elles; et si elles diffèrent par leurs symptômes, leur pronostic et leur traitement, elles ont toutes, considérées dans leur ensemble, des caractères communs, qui les unissent et les rangent dans une seule et même classe. Or, parmi ces caractères, nous plaçons en première ligne leur contagiosité.

Rappelons, en terminant cette discussion, que les pyrexies transmissibles n'attaquent guère l'homme qu'une seule fois, et que, des observations recueillies jusqu'à ce jour, il est légitime de conclure que les récidives de choléra sont au moins fort rares.

ARTICLE 2.^e

Différence des miasmes et des contages. Nature probable
de ces derniers.

Si les praticiens ne parviennent pas à s'entendre au sujet de la question qui nous occupe, n'est-ce point, en grande partie, parce qu'ils ne sont pas d'accord sur la valeur des mots. On en a conservé qui ne s'harmonisent plus avec l'état actuel de la science. Chacun les interprète à sa manière. Il en résulte une confusion et des discordes interminables.

C'est ainsi que les maladies fébriles les plus manifestement contagieuses sont attribuées, par beaucoup de médecins, à des *miasmes,* tout aussi bien que d'autres qui ne le sont pas. Ils parlent des miasmes de la scarlatine, de la rougeole, du typhus, etc., comme de celui des marais, qui procrée les fièvres intermittentes; de ceux des hôpitaux, des charniers, des voiries, etc., qui font naître, non des pyrexies transmissibles, mais des embarras gastriques, des indigestions, des vomissements, des dyspepsies, des diarrhées, etc.

L'appartement d'un varioleux, d'un scarlatineux, d'un pestiféré, serait un foyer d'*infection* au même titre que les lieux où des matières animales ou végétales se putréfient et corrompent l'air.

On admet, il est vrai, des maladies *contagieuses par*

infection, mais cette expression nous semble fausse et dangereuse.

Elle est dangereuse, parce que, dans beaucoup de cas, son dernier terme fait oublier ou nier le premier. Un de nos confrères, praticien d'ailleurs fort distingué, nous disait : l'infection suffit pour expliquer comment les personnes qui soignent un cholérique sont frappées à leur tour, — et, dans sa manière de voir, il était inutile d'invoquer la contagion.

Elle est fausse, parce qu'un sujet affecté d'une pyrexie transmissible répand autour de lui des émanations nuisibles, propres à créer l'infection, mais impuissantes à reproduire chez un autre la même maladie ; et des *contages,* qui seuls ont la propriété de multiplier celle-ci.

Un exemple fera mieux comprendre toute notre pensée. Un infirmier peut éprouver des troubles divers, mais légers, en séjournant dans une salle mal ventilée, encombrée de typhiques. Ces troubles résultent de l'infection. Un autre y contracte le typhus : c'est de la contagion.

N'est-il pas temps de distinguer, par des mots bien choisis, des choses aussi diverses ?

N'appliquons le nom de *miasmes,* du grec ΜΙΑΙΝΩ, je salis, je gâte, je souille, qu'aux émanations et aux effluves des corps organisés qui sont affectés d'une maladie quelconque, ou qui, ayant cessé de vivre, se décomposent.

Restreignons le sens du mot *infection* à l'action malfaisante des miasmes. N'oublions pas que, dans son acception primitive, il signifie *putor, fœtiditas.* C'est l'*inquinamentum* des Latins. Il répond au ΜΙΑΙΝΩ des Grecs.

Enfin, nommons *contages* les substances vraiment contagieuses; *contages médiats, contagia ad distans,* celles qui agissent par inhalation ; *contages virulents* ou *virus,* celles qui se reproduisent par contact ou par inoculation.

Les épidémies causées par les miasmes seront *miasmatiques.* Celles qui proviennent de la propagation d'un contage seront *contagieuses.* — Enfin, il y en a d'autres que nous appellerons *météorologiques,* parce qu'elles résultent de la constitution atmosphérique.

Quand on pense à l'odeur *sui generis* qu'exhalent les malades affectés de scarlatine, de variole, de typhus, etc., on se demande si, comme les miasmes, les coutages ne participent pas de la fétidité de ce qui les produit et les enveloppe. Mais n'est-ce pas quand le virus vaccin et le variolin sont encore incolores et inodores, qu'ils ont le plus d'activité ? N'a-t-on pas vu des étoffes imprégnées de contages encore transmissibles, avoir perdu toute odeur repoussante ?

Une autre différence essentielle entre les miasmes et les contages, est celle-ci :

Les miasmes agissent sur place, ou, tout au moins, ils ne se transportent pas à de grandes distances. Ils obéissent à la direction des vents, qui les affaiblissent en les dispersant dans l'atmosphère. Ils ne s'attachent pas aux caravanes, aux armées en voyage. Ils ne choisissent pas, pour se répandre, les grandes routes et les fleuves navigables. Les fièvres périodiques diminuent dans les régiments qui quittent la Rochelle, à mesure qu'ils s'éloignent de ce foyer paludéen. Il en est de même des troubles digestifs, d'ailleurs rares et peu graves, auxquels peut donner lieu la fréquentation des hôpitaux, des salles d'anatomie, des charniers, etc.

Il est donc permis d'affirmer que les miasmes proprement dits ne se reproduisent pas eux-mêmes, et que, par conséquent, l'*infection* n'a guère qu'une puissance locale.

Il est probable aussi que les miasmes, matières putrides, peuvent être détruits par l'ozone, ainsi que l'annonce M. Schœnbein.

Mais les *contages* ont des caractères d'une tout autre nature. Des faits innombrables prouvent qu'ils ne suivent pas fatalement les courants aériens. Tantôt ils restreignent leurs funestes effets à des circonscriptions peu étendues; tantôt, partis d'un point quelconque du globe terrestre, on les voit porter leurs ravages de proche en proche, jusque dans les régions les plus lointaines; et, chose remarquable ! si l'on jette un regard, non sur quelques détails exceptionnels, mais sur l'ensemble de leur parcours, on reconnaît sans peine qu'ils sévissent avec une prédilection marquée sur les grandes voies de communication. Tel est le contage du choléra. Originaire des bords du Gange, il franchit les frontières de l'Inde et se rapproche de l'Occident avec les caravanes, les troupes de pèlerins, les armées. Il remonte les fleuves de la Russie d'Europe, suit la Vistule, l'Oder, l'Elbe, traverse les mers au moyen des navires du commerce : partout il marche avec les hommes. N'est-ce pas une preuve irrécusable qu'il se reproduit lui-même ? (1)

Or, si les contages se reproduisent, ils appartiennent au règne organique, ils sont animés, ils vivent.

Ce ne sont plus des miasmes, c'est-à-dire des atomes putrides. De nombreux essais ont démontré que les évaporations de chlore ne les annihilent pas, et rien n'indique que l'ozone jouisse de cette propriété.

Ce ne sont pas non plus des ferments. Quelle que soit son habileté, Liebig ne persuadera pas aux médecins que la matière vivante obéit aux mêmes lois que la matière brute.

On voit que nous nous rapprochons des vues de M. Bréant.

Sans doute, la vitalité et la faculté génératrice des contages volatils ne sont pas démontrées expérimentalement : mais la théorie puise une nouvelle force dans la connaissance d'autres faits, non moins curieux, empruntés à l'histoire naturelle.

L'étude comparative à laquelle nous allons nous livrer maintenant, nous fera peut-être comprendre comment les épidémies contagieuses cessent, pour ne recommencer, dans les mêmes localités, qu'après une ou plusieurs années, et comment certaines d'entre elles, importées en Europe, ont fini par s'y acclimater.

Un grand nombre de semences conservent, pendant un temps infini, leur puissance de germination. Des végétaux se forment dans des lieux où, depuis très-longtemps, il n'y en avait pas eu de semblables. Telles sont les moisissures et d'autres cryptogames ; telles sont aussi les plantes marécageuses qui se reproduisent, après les pluies abondantes, dans les marais desséchés. On a fait germer des graines de sensitive au bout de soixante ans, des haricots

---

(1) On a vu le choléra marcher, soit avec un corps de troupes, à travers le Caucase, ou de Kiev à Varsovie, — soit avec des marchands, de Samara à Orenbourg, — soit enfin avec des pélerins, de Damas à la Mecque. — M. Ambroise Tardieu, qui relate ces faits dans son dictionnaire d'hygiène publique et de salubrité (tome 1, page 290), paraît être cependant un adversaire déclaré de la contagion !

au bout d'un siècle, et même du blé recueilli dans les hypogées égyptiens.

Des faits analogues existent encore dans le règne animal. On conserve les œufs de vers-à-soie pendant des mois, sans que leur faculté d'éclore s'affaiblisse. On lira avec un vif intérêt, dans le beau traité de physiologie de M. Longet, le passage où il parle de ces poissons qui viennent peupler, au Sénégal, de petits marais desséchés durant neuf mois; de ces crustacés innombrables, qui reparaissent tout-à-coup dans des flaques privées d'eau depuis deux et même trois ans. « Comment expliquer tous ces phénomènes, ajoute l'auteur, si ce n'est en disant que les germes de ces divers animaux étaient restés viables dans la vase, tant que des circonstances favorables à leur développement ne s'étaient pas présentées? » (Tome 2, 3e partie, pages 14 et 15).

Ce ne sont pas seulement les semences et les germes qui gardent ainsi leur force de reproduction. Des êtres complets jouissent d'un privilége à peu près analogue. Leur vie peut s'engourdir sans s'éteindre, pendant un temps considérable. La plupart des plantes de la famille des Algues, les Nostocs entre autres, se ratatinent au point de devenir, pour ainsi dire, invisibles, aussi longtemps que dure la sécheresse, pour s'épanouir de nouveau quand l'atmosphère devient humide. Les rotifères, animalcules microscopiques découverts par Spallanzani dans la mousse des toits, ressemblent à des grains de poussière lorsqu'ils sont desséchés, mais ils se raniment dès qu'on leur donne un peu d'eau. Enfin, dans un degré beaucoup plus élevé de l'échelle, se trouvent les batraciens et les serpents, que le froid fait tomber en léthargie, et les animaux hivernants, les loirs, les marmottes, les ours, etc.

On conçoit maintenant que les contages, germes ou êtres microscopiques doués de vie, ne manifestent pas toujours leur présence, et que, semblables à ceux dont nous venons de parler, ils restent inertes jusqu'à ce que surviennent les circonstances nécessaires à leur évolution.

On conçoit aussi qu'une fois importés dans un pays, où rien n'avait encore indiqué leur existence, ils s'y acclimatent comme certaines plantes et certains animaux.

Nous présumons que ce sont plutôt des animalcules

que des végétaux, car, jusqu'à ce jour, on n'a point démontré qu'un végétal puisse se reproduire en séjournant dans l'intérieur de l'organisme (1 et 2).

Les animalcules qui fourmillent dans les matières en putréfaction nous font comprendre la prédilection de ces agents pour les maisons encombrées, mal tenues, et pour les miasmes en général. La vermine, l'acarus de la gale, ne se réfugient-ils pas chez les personnes sales ?

Aucun individu vivant ne peut en engendrer un autre d'une espèce différente. Les contages ne sont donc pas le produit de l'homme malade. Malgré toute l'autorité du professeur Anglada (Traité de la Contagion), nous persistons à croire qu'une fièvre survenue sans contagion, n'enfante pas un contage propre à la renouveler.

Nous n'avons pas plus de motifs de croire à la génération spontanée des contages, qu'à celle des autres êtres organisés. Si l'on voulait savoir quelles sont les conditions qui les font surgir inopinément, nous avouerions notre ignorance ; mais nous demanderions pourquoi des années d'abondance succèdent à des années de famine ; pourquoi l'on voit apparaître, à des intervalles très-variables, sans que rien les annonce, des nuées de sauterelles en Egypte, des myriades de petits insectes en

(1) Ce mémoire était entre les mains du copiste, lorsque nous est arrivé le N° 24 de l'*Union médicale* (27 février 1855). Nous y avons vu, avec la plus grande satisfaction, que l'on s'occupe de faire des recherches dans le sens que nous indiquons, et que M. le docteur Davaine a trouvé des animalcules, du genre *Cercomonas*, dans les déjections des cholériques.

(2) Depuis trois mois déjà, notre travail avait été déposé dans les bureaux de la Sous-Préfecture, pour être envoyé, par la voie de l'administration, à l'Académie de médecine, lorsque parut, dans le même journal (*Union médicale*, tome IX, page 520, N° du 5 Juillet), un article fort curieux, où la plupart des vues que nous avons présentées se trouvent reproduites. M. Pacini, l'un des plus célèbres professeurs de l'Italie, semble devoir prendre part au prix Bréant, s'il a l'occasion de répéter ses expériences sur une vaste échelle. — Il a découvert, dans les matières rejetées par les cholériques, une grande quantité de *Vibrioni*, du genre *Bacterium*. — Il entend par *contage*, une *substance organique vivante, de nature parasite, qui se communique, se reproduit et donne lieu à une maladie de nature spéciale.*

Pologne, des armées de rats dans le nord, des chenilles innombrables dans nos contrées, etc. On n'a donné que des explications très-contestables de ces phénomènes si visibles. A-t-on le droit d'être exigeant lorsqu'il s'agit des contages, facteurs imperceptibles dont il faut deviner l'existence ?

Ces contages doivent rencontrer aussi de nombreuses causes de destruction. Combien de semences, d'œufs, de germes perdus dans la hiérarchie des êtres animés !

La théorie que nous présentons résulte, pour nous, de l'observation, de l'analogie et de l'induction, mais, comme nous l'avons dit, il lui manque le criterium de l'expérience directe. En la produisant, nous n'avons d'autre but que d'expliquer, à notre manière, des faits obscurs qui ont toujours prêté matière à discussion. Ce n'est point une création nouvelle ; c'est simplement une application particulière aux épidémies cholériques, des pensées de quelques grands esprits sur la contagion organique en général. Nous nous estimerions heureux si nous avions pu contribuer, pour une faible partie, à ouvrir une perspective plus assurée aux investigations de nos confrères.

ARTICLE 5.

Résumé de l'étiologie du choléra.

1° Le choléra n'est point une affection miasmatique.

2° Il est produit par un *contage*, qui s'arrête de préférence dans les maisons peu aérées, peu éclairées, basses, sales, étroites, encombrées.

3° C'est là que se forment les foyers primitifs ; ils y sont encore alimentés par les malades eux-mêmes.

4° Enfin, le choléra est contagieux, surtout au milieu des conditions que nous venons de rappeler. — Les effets de son contage sont d'autant plus sûrs et plus prompts qu'il est plus abondant et plus concentré.

CHAPITRE TROISIÈME.

Le dernier chapitre consacré à l'étiologie comprendra deux articles. Dans l'un, nous nous occuperons des rapports étiologiques du choléra et de la suette. Dans l'autre, nous parlerons de la prédominance de la diarrhée, de la suette et du choléra pendant l'épidémie ; et nous indiquerons quelle était la nature des autres maladies à la même époque.

ARTICLE 1.er

Rapports étiologiques du choléra et de la suette.

La *Revue médico-chirurgicale de Paris* (tome XVI, p. 161) a publié une note de M. le docteur Vergne, concernant les rapports de la suette avec le choléra. L'auteur érige diverses propositions, sans doute vraies dans la contrée où il a fait ses remarques, mais qui ne se sont pas entièrement reproduites dans l'arrondissement de Montbéliard. Nous en examinerons quelques-unes.

1.° *«Lorsque la suette se déclare dans une localité, on doit s'attendre à voir le choléra la suivre de près. »*

Il y a eu des suettes dans la région montagneuse de l'arrondissement, qui a été tout-à-fait exempte de choléra. Nous en avons vu de très-nombreuses dans quelques communes de la région basse, également épargnées par le mal asiatique. Voujaucourt, Bart, Brognard en font partie. D'autres, au contraire, telles que Ste-Marie et Belhoncourt, ont été fort maltraitées par le fléau indien, sans que la suette l'y eût précédé.

2.° *« Lorsque la suette se montre de nouveau dans une localité qu'elle avait à peu près abandonnée, et dans laquelle règne le choléra, on peut espérer que celui-ci est sur son déclin. »*

Le choléra régnant à l'Isle-sur-le-Doubs, nous nous y transportâmes pour étudier cette maladie que nous n'avions jamais vue. En nous apercevant, le docteur Pernot, qui habite ce chef-lieu de canton, s'écrie : « Vous arrivez trop tard ; hier encore j'avais des cholériques, aujourd'hui je ne puis plus vous en montrer, *mais tout le monde sue.* » Effectivement, la suette commençait, et, depuis ce moment, le choléra ne fit plus que de rares victimes.

Bientôt après, le mal indien tue d'abord, à Arcey (Haute-Saône), cinq ou six personnes, puis nous n'en rencontrons plus un seul cas, mais nous visitons au moins soixante personnes affectées de suette. Cette dernière paraît avoir remplacé tout-à-fait l'autre maladie pendant quatre jours, et nous nous en félicitons ; mais, vain espoir ! le choléra recommence ; il marche de concert avec la suette, et le chiffre de sa mortalité s'élève à trente-quatre, ce qui, en définitive, n'est pas une proportion considérable dans un village de plus de 800 habitants.

Dans d'autres lieux, à Présentevillers, à Ste-Suzanne, à Bethoncourt, les deux maladies sévirent ensemble et cessèrent à peu près en même temps.

Toutefois, le nombre des suettes fut relativement beaucoup plus faible à Bethoncourt que dans les deux autres communes, où, en revanche, le choléra fit beaucoup moins de victimes. Dans tout le pays où nous pratiquons, cette règle s'est montrée à peu près invariable. A Bavans, par exemple, où les suettes ne se comptaient plus, il n'y eut que quatre décès par le mal indien.

Règle générale : *le nombre des cas de choléra fut en raison inverse de celui des cas de suette.* Si celle-ci se répandait davantage, celui-là devenait plus rare, et réciproquement.

3.° « *Lorsque le choléra se déclare dans une localité envahie par la suette, il semble, dès le début, présenter une gravité extrême et qui laisse peu d'espoir de guérison.* »

Celles de nos communes qui n'avaient point eu de suettes, ou qui n'en avaient eu que fort peu avant que le choléra y parût, sont aussi celles qui souffrirent le plus de ce dernier.

Nous avons vu plusieurs fois la suette se changer en choléra chez la même personne, et nous devons dire qu'alors il était infailliblement mortel.

Une dernière remarque : le choléra a fait périr un grand nombre d'enfants et de vieillards; mais nous n'avons pas rencontré un seul cas de suette aux deux périodes extrêmes de la vie.

Abordons maintenant la question fort importante, mais fort difficile, de savoir si, comme beaucoup de praticiens l'ont pensé, la suette n'était pas une manifestation particulière d'une cause unique qui aurait dominé toute la pathogénie. Etait-ce, en un mot, *un choléra par la peau?* On pourrait étayer cette opinion sur les arguments suivants :

1.° La suette débutait le plus ordinairement par de *la diarrhée*, de l'anxiété épigastrique, des angoisses, de la suffocation, et parfois elle s'accompagnait de *crampes.*

2.° Dans un certain nombre de cas, les sueurs alternaient, même à plusieurs reprises, avec un dévoiement séreux.

3.° Dans quelques circonstances, rares il est vrai, la suette et le choléra semblaient se confondre chez le même sujet. Nous en rapportons un exemple à l'article *diagnostic différentiel.*

4.° Dans les épidémies de suette idiopathique, tous les cas ne sont pas bénins. Beaucoup sont graves et même mortels, sans se compliquer d'aucune autre affection morbide ; tandis que, dans l'épidémie qui vient de finir, les sueurs copieuses n'ont été suivies de la mort qu'après l'apparition très-caractéristique du choléra confirmé.

5.° La suette ne s'est répandue que dans les lieux affligés soit par le choléra et la cholérine, soit par celle-ci seulement, ou dans leur proche voisinage.

6.° Ceux qui étaient bien guéris de la suette n'ont pas eu le choléra, et réciproquement.

7° Si la suette ne se manifestait ni sur les enfants, ni sur les vieillards, il en est à peu près de même de toute suette symptomatique.

8.° Le nombre des suettes, dans une localité, était en raison inverse de celui des choléras, ce qui s'accorde avec cette loi : qu'une pyrexie contagieuse ne se renouvelle que très-rarement chez le même sujet, et que jamais la récidive n'a lieu dans la même épidémie.

9.° Dans les épidémies de fièvre typhoïde, les malades qui suent beaucoup pendant toute la durée de leur affection, sont généralement exempts de diarrhée. Ils poussent des sudamina, et quelquefois même une éruption miliaire.

10.° Toutes les pyrexies épidémiques sont variables, autant dans leur cours que dans les diverses localités qu'elles occupent. Les dyssenteries, les rougeoles, les scarlatines se modifient selon la température, la saison et d'autres causes souvent inconnues. Au commencement du siècle, on s'accordait à regarder les formes principales de la fièvre typhoïde comme des maladies distinctes les unes des autres. N'en est-il pas de même de la suette, de la cholérine et du choléra ?

11.° L'heureux rétablissement des malades qui avaient sué, a conduit les médecins polonais, en 1831, à proposer et à mettre en usage le traitement du choléra par les sudorifiques.

12° Enfin, des hommes compétents pensent avec M. Chomel, « qu'il n'y a point de maladie particulière qu'on doive appeler fièvre miliaire. » (Dict. de médecine en 25 vol. tome XX, p. 11). Or, la suette n'est qu'une variété de ce que l'on a désigné sous ce nom.

Assurément, toutes ces preuves ne sont pas sans valeur; mais il nous semble prématuré de se prononcer dans la question dont il s'agit. A l'appui de la non-identité des deux maladies, nous présenterons, sans toutefois en exagérer la portée, les réflexions suivantes.

Deux fièvres de nature différente, la rougeole et la scarlatine, si l'on veut, peuvent régner simultanément dans une même contrée. Mais alors il semble s'établir entre elles une sorte de lutte, dans laquelle c'est tantôt l'une, tantôt l'autre qui prend le dessus; et s'il arrive que, par exception, elles fassent, dans un village, le même nombre de victimes, on trouve toujours, dans un village voisin, que l'une des deux l'emporte, ou que même elle sévit seule, à l'exclusion de l'autre. Les choses se sont exactement passées de cette manière entre la suette et le choléra. Dans les lieux où celle-là prédominait, celui-ci diminuait, et réciproquement.

On dit aussi que deux pyrexies contagieuses peuvent atteindre, sinon en même temps, du moins successivement, le même sujet, comme nous avons vu des personnes affectées de suette mourir du choléra.

Prédominance de la diarrhée, de la suette et du choléra pendant l'épidémie. Nature des autres maladies à la même époque.

Pendant le cours de l'épidémie, la maladie la plus répandue dans tout l'arrondissement était la diarrhée. Après elle venait la suette, puis le choléra.

Nous n'étonnerons personne en disant qu'au moment le plus critique, toutes les autres affections aiguës avaient à peu près disparu dans les localités envahies.

Il y a eu beaucoup de fièvres typhoïdes graves dans quelques communes de la région montagneuse, où, comme on le sait déjà, le choléra ne s'est pas montré.

Il y en a eu aussi quelques-unes à Audincourt, qui a compté vingt et un décès par le mal asiatique ; mais ces fièvres n'y ont commencé que vers la fin de l'épidémie cholérique.

Pendant la durée de celle-ci, nous en avons aussi traité un petit nombre à Grand-Charmont, tout près de Montbéliard. Le fléau indien n'a point frappé ce village, où nous avons rencontré, à la même époque, deux pneumonies.

La commune d'Exincourt, entourée de toutes parts par des foyers de choléra, a eu, pendant les mois de septembre et d'octobre, une véritable épidémie de dyssenterie grave. On y avait constaté auparavant quelques cas de suette et de diarrhée bénigne, mais l'algide indien lui-même n'y pénétra point.

A partir du commencement de novembre, lorsque les cas de choléra devinrent de plus en plus rares, on vit reparaître les maladies ordinaires. La scarlatine envahit le village de Mandeure, et la rougeole se répandit dans presque toute la contrée.

Ajoutons qu'une maladie, désignée par nos vétérinaires sous le nom de *vertige abdominal* (vertigo), a fait périr un grand nombre de chevaux, dans quelques-unes des localités où le choléra régnait en même temps, mais qu'elle s'est montrée aussi dans beaucoup d'autres, respectées par ce fléau.

Les médecins qui attribuent les épidémies cholériques à une influence mystérieuse de l'atmosphère, répètent encore aujourd'hui que, pendant leur cours, toutes les autres maladies ont une tendance à présenter quelques-uns des caractères propres à l'algide indien. Nous n'avons rien observé de semblable. Ni les dyssenteries, ni les fièvres typhoïdes, ni les pneumonies, ni les scarlatines que nous avons rencontrées à la même époque, n'ont offert de symptômes inaccoutumés. Nous avons traité toutes ces affections de la même manière qu'en temps ordinaire. Les purgatifs, le tartre stibié à haute dose, si redoutés par quelques-uns de nos confrères, n'ont produit aucun accident.

Nous reconnaissons néanmoins que la plupart des inflammations franches avaient disparu. Les maladies qui régnaient, en petit nombre, à côté de l'épidémie que nous décrivons, étaient de nature dyscrasique, dissolutive; mais elles n'avaient point, pour cela, de véritable analogie avec le choléra.

Selon nous, leur propension à revêtir le caractère dissolutif, ne dépendait pas de l'existence prochaine ou simultanée du mal asiatique, et nous répétons que la constitution médicale a pu favoriser, préparer l'invasion du fléau, qu'elle en a été, si l'on veut, la cause prédisposante, mais qu'elle n'en a point été la cause efficiente.

Dans aucun cas, nous n'avons vu l'une des affections mentionnées dans cet article, se transformer en choléra, à moins que les malades n'eussent été directement exposés à le contracter, par suite de leurs relations ou de leur proche voisinage.

DEUXIÈME PARTIE.

SYMPTOMATOLOGIE.

Il nous paraît superflu de décrire tous les symptômes du choléra. Chacun les connaît. En tous lieux, sous toutes les latitudes, cette affreuse maladie présente le même aspect.

Cependant est-il vrai que tous les cas se ressemblent, comme le disait récemment un journaliste distingué (Lettre de M. Amédée Latour à M. Homolle)? Nous voulons étudier ce sujet. Nous chercherons ensuite à formuler le diagnostic différentiel. Cet examen ne paraîtra sans doute pas inutile. On a donné le nom de mal asiatique à de simples diarrhées, et même à des suettes. Naguère encore, un praticien écrivait dans le journal de M. Malgaigne, que, sur cent cholériques, il n'a pas eu un seul décès!

ARTICLE 1.ᵉʳ

Des variétés du Choléra.

Comme toutes les maladies épidémiques, le choléra présente des variétés individuelles fort nombreuses. Contentons-nous de signaler les suivantes :

1.° Nous avons vu des malades qui n'avaient, avec un certain degré de faiblesse générale et d'altération dans la physionomie, qu'une simple diarrhée pathognomonique. Leurs déjections étaient semblables à de l'eau de riz. Tout au plus y avait-il quelquefois un ou deux vomissements. Les urines étaient aussi plus rares. Le pouls ne subissait que des changements peu remarquables. Ces

malades se guérissaient presque tous promptement. Néanmoins nous en avons rencontré chez qui la convalescence
n'arrivait qu'avec peine. Nous avons même perdu une
femme enceinte de trois mois, d'une constitution épuisée,
et qui n'offrit guère que ces symptômes. Pendant cin-
quante heures, elle eut des selles rizacées avec un très-
petit nombre de vomissements analogues. Ces accidents
cessèrent, mais l'affaiblissement fit des progrès rapides,
et la mort eut lieu le cinquième jour. La sécrétion ré-
nale, supprimée dès le début, ne s'était pas rétablie. Il
n'y avait eu ni crampes, ni algidité notable, ni cyanose.
Vers les derniers moments, le pli fait à la peau, en la
pinçant, ne s'effaçait plus.

2.° D'autres fois la maladie était plus grave, mais elle
ne marchait pas avec la foudroyante vitesse dont nous
parlerons tout à l'heure. Un, deux ou même plusieurs
symptômes du choléra complet ne se manifestaient point.
Tantôt les crampes étaient faibles, ou rares, ou nulles.
Tantôt l'algidité restait limitée à une région découverte,
au nez, aux pommettes, aux mains, et encore ne surve-
nait-elle que fort tard. La cyanose manquait ou demeu-
rait partielle. Le pouls, misérable, continuait à battre
pendant un, deux, trois jours, ne disparaissant que par
courts intervalles. Dans les cas les plus sérieux, on voyait
les patients s'épuiser avec lenteur. D'autres tombaient
dans un état typhoïde dont ils ne se relevaient que très-
rarement. D'autres, plus heureux, conservaient pendant
huit à quinze jours, du malaise épigastrique, de la soif,
une diarrhée devenue bilieuse; mais ils finissaient par se
guérir.

3.° Dans certains cas, où la mort survenait au bout de
quelques heures, le cortége complet des symptômes du
choléra pouvait être reconnu, à l'exception toutefois de
l'algidité et de la cyanose générales. Plusieurs malades
ont succombé, ayant la peau très-chaude, mais couverte
d'une sueur visqueuse.

4.° Dans les cas les plus marqués, tout était réuni :
selles et vomissements incoërcibles; crampes atroces et
réitérées, suppression complète des urines, aphonie,
enfoncement des yeux, algidité et cyanose générales,
extinction du pouls, brûlement épigastrique, soif inex-
tinguible, anéantissement de l'élasticité de la peau, etc.;

ARTICLE 2.

Diagnostic différentiel.

Le choléra n'a été confondu qu'avec la diarrhée ou cholérine et avec la suette.

I. *Cholérine, diarrhée.* Nous avons cherché à démontrer, au chapitre *Etiologie* (pages 10 et suivantes), que pendant toute l'épidémie, il y eut deux espèces de diarrhée, l'une bénigne, l'autre plus grave. La dernière ne serait qu'une expression affaiblie ou un premier symptôme du mal asiatique. Nous avons fait voir aussi que ces deux espèces ont entre elles une grande analogie, et qu'il est souvent fort difficile de les distinguer. Où commence donc le vrai choléra ? La réponse est plus embarrassante qu'il ne semble au premier abord. Nous avons considéré comme appartenant au mal indien, tous les cas où, même en l'absence d'autres symptômes plus décisifs, le liquide des garde-robes était blanchâtre, floconneux, semblable à une décoction de riz ou de gruau. Nous ne connaissons pas d'autre affection qui présente ce signe remarquable. Les selles séreuses et incolores de l'entérorrhée, et certains flux intestinaux critiques qui font disparaître l'hydropisie, sont plus limpides et n'offrent ni l'aspect blanchâtre, ni les flocons dont nous venons de parler.

Sous l'empire de la constitution atmosphérique, un certain nombre de personnes étaient prises subitement, sans prélude, et de préférence dans la soirée ou pendant la nuit, d'une diarrhée profuse, mais bilieuse ; de nombreux vomissements, composés d'abord de matières alimentaires, puis jaunâtres ou verdâtres ; de coliques violentes, de syncopes, d'affaiblissement du pouls, de sueurs froides. Cette sorte de tempête abdominale ne durait que quelques heures. Un état gastrique lui succédait toujours, mais la guérison ne se laissait pas attendre, surtout lorsqu'on la favorisait à l'aide d'un doux laxatif. Quelques médecins, disposés à tout rapporter à ce qu'ils appelaient vaguement l'*influence*, ont cru voir, dans ces indispositions, une nuance du choléra ; mais leur jugement nous paraît douteux.

II. *Suette.* La suette et le choléra ont été confondus, au lit des malades, même par des docteurs. On pouvait, en effet, s'y tromper quelquefois au début, mais il devenait bientôt facile de reconnaître l'erreur. Bien plus, avec de l'attention et un peu d'habitude, on parvenait presque toujours à discerner, dès le principe, celle des deux maladies à laquelle on avait affaire.

Dans le choléra, le malade éprouvait d'abord, pendant un temps variable, une forte diarrhée séreuse, sans douleur réelle, sans autre malaise que des borborygmes et de l'accablement. Il y avait aussi parfois une altération particulière du faciès. Puis survenaient tout-à-coup les vomissements caractéristiques, les crampes, etc.

Dans la suette, la diarrhée manquait quelquefois au début, mais le plus souvent elle était le premier signe qui donnât l'éveil. Elle ne se prolongeait pas. Il n'y avait que deux, trois, quatre selles molles, parfois séreuses, jamais rizacées; puis une constipation plus ou moins forte venait ordinairement les remplacer. Les vomissements, quand il y en avait, n'étaient pas nombreux; ils n'avaient pas de ressemblance avec ceux des cholériques. Les crampes étaient fort rares et toujours faibles, comparativement à celles de ces derniers. Il y avait plutôt des douleurs articulaires, surtout aux genoux; des fourmillements, des picotements dans les membres, et comme la sensation d'une vapeur qui parcourait tout le corps. A ces symptômes venaient se joindre de l'anxiété épigastrique, une forte constriction à la base de la poitrine, de violentes palpitations, de l'étouffement. La peau devenait brûlante, et la sueur ne tardait pas à ruisseler. Les urines diminuaient, mais ne se supprimaient pas. Le pouls restait souvent calme; le plus fréquemment il était plein, tendu, sans accélération très-notable.

Nous n'avons pas le désir de faire un tableau complet de la symptomatologie de la suette. Ce qui précède suffit pour la faire distinguer du choléra. Cependant, pour éviter de lui consacrer un chapitre spécial, nous allons indiquer, en peu de mots, ses principales formes.

Tantôt les malades suaient sans véritables souffrances, et ne discontinuaient pas leurs travaux. Nous en avons vu qui avaient fait plusieurs lieues à pied, pour venir nous consulter.

Tantôt ils étaient obligés de garder le lit. L'affection avait une marche continue, mais avec des paroxismes irréguliers. L'éruption miliaire manquait souvent. La convalescence était longue et pénible. Dans beaucoup de cas, il restait encore, après un délai de deux mois et même plus, des douleurs à l'estomac et aux jambes.

Tantôt enfin, mais plus rarement, la maladie revenait par accès périodiques si violents, que l'on aurait pu croire à une intermittence pernicieuse. On nous a dit que deux personnes avaient succombé au milieu de semblables accès.

Il y a eu certainement plus de mille cas de suette, tant en ville que dans les environs; mais nous n'avons eu à déplorer aucune perte, et il ne paraît pas qu'il y ait eu d'autres décès par cette cause que ceux dont nous venons de parler.

Pour terminer ce qui a trait au diagnostic différentiel, n'oublions pas de rappeler que nous avons vu le choléra se déclarer chez des personnes qui avaient la suette, et que, dans d'autres cas tout-à-fait exceptionnels, la maladie présentait un caractère mixte qui tenait tout à la fois de l'une et de l'autre. Un jeune homme, qui fut alité pendant plus de quinze jours, avait des selles et des vomissements rizacés en grand nombre, sans qu'aucune médication réussît à les arrêter. Quelques crampes passagères s'étaient manifestées; les urines étaient rares et peu abondantes; le pouls était faible. Le faciès s'était altéré. Il y avait un amaigrissement prononcé. Tous ces symptômes appartiennent au choléra. Mais, en même temps, le malade en présentait d'autres qui sont plus particuliers à la suette, tels que des fourmillements, des engourdissements dans les avant-bras et les jambes; des démangeaisons, de forts battements de cœur. La diaphorèse s'établit enfin, et les évacuations gastro-intestinales cessèrent.

TROISIÈME PARTIE.

TRAITEMENT ET PROPHYLAXIE.

CHAPITRE PREMIER.

Traitement.

Nous diviserons ce chapitre en trois articles. Dans le premier, nous indiquerons le traitement que nous avons employé pour la suette. Dans le second, nous parlerons de celui de la diarrhée. Dans le troisième, nous nous occuperons de celui du choléra.

ARTICLE 1.er

Traitement de la Suette.

La suette continue, maladie peu dangereuse, n'exigeait, à vrai dire, du moins dans la majorité des cas, aucun traitement. Il convient d'avouer que la science ne possède point de remède spécifique, capable de l'enrayer ; mais elle peut soulager presque toujours.

Au début, lorsqu'on ne devinait pas encore à quelle affection l'on allait avoir affaire, de petits lavements laudanisés étaient prescrits contre la diarrhée.

Le laudanum uni à l'éther, les perles d'éther, réussissaient à dissiper l'anxiété épigastrique, l'étouffement, les palpitations. On pouvait aussi, dans ce cas, employer avec avantage les frictions au chloroforme sur la base de la poitrine.

Mais quelquefois la gastralgie, la sensation d'une bar-
re, d'une constriction diaphragmatique, exigeaient des
moyens plus énergiques. Nous avions alors recours aux
ventouses sèches, au sinapisme et même au vésicatoire.

Dans les cas de constipation, il a été bon d'administrer
de doux laxatifs.

La plupart des malades, obéissant au préjugé, cher-
chaient à augmenter leurs sueurs, malgré l'agitation et
le malaise extrême qu'ils éprouvaient sous leurs édredons
accumulés. Nous leur avons toujours conseillé d'éviter la
trop grande chaleur: « Ne repoussez pas la transpiration,
mais ne la forcez pas, » tel est l'avis que nous répétions
sans cesse. On se trouvait toujours bien de le suivre.

La seule boisson que nous ayons ordonnée était l'infusion de tilleul, légère et pas trop chaude.

Nous exigions la diète, ou, tout au moins, une grande
sobriété.

Quand la suette prenait la forme intermittente, nous
prescrivions les sels de quinine. Le sulfate n'était pas
toujours supporté : il augmentait parfois les douleurs
gastriques ; mais le tannate n'avait pas cet inconvénient.
Ce qu'il y a de remarquable, c'est que ces préparations,
si promptement efficaces contre les autres maladies périodiques, d'ailleurs rares, de la contrée, ne coupaient pas
les accès, mais les diminuaient successivement ; et l'on
était obligé d'en continuer l'usage pendant six et même
huit jours consécutifs.

Que la suette eût été continue ou intermittente, elle
laissait presque toujours à sa suite des cardialgies, des
gonflements épigastriques, de la lenteur dans les diges-
tions. Les malades restaient faibles. Ils ressentaient
encore des lassitudes, des douleurs dans les jambes pendant plusieurs semaines. Il fallait alors s'adresser au vin
de quinquina, à la rhubarbe, aux amers, qui produisaient
souvent de bons effets.

ARTICLE 2.

Traitement de la diarrhée.

Quand la diarrhée était de celles que nous avons
appelées bénignes, un simple lavement d'amidon et de

laudanum, une pilule opiacée, suffisaient pour l'arrêter.

L'eau de riz édulcorée avec le sirop de coings, la décoction de grande cousoude, étaient les tisanes les plus ordinaires.

S'il y avait des coliques, nous préférions une infusion de camomille, et nous faisions couvrir le ventre d'un cataplasme chaud.

Chez les enfants, à qui nous n'osions pas administrer beaucoup de narcotiques, le sous-nitrate de bismuth donnait d'excellents résultats.

Dans certains cas, il y avait des alternatives de diarrhée et de constipation, avec inappétence, enduit muqueux de la langue, borborygmes, flatuosités. Un laxatif ne manquait presque jamais alors de réussir. Toutes les fois que les laxatifs nous parurent indiqués, nous les avons employés, malgré les appréhensions de plusieurs de nos confrères, qui reculaient devant la crainte de provoquer des diarrhées incoërcibles. Nous n'avons eu qu'à nous en applaudir. Seulement nous avions le soin de réduire de moitié les doses habituelles, et nous obtenions des garde-robes aussi nombreuses qu'avec des doses entières, peu de mois auparavant.

Quand le laudanum échouait et que la diarrhée devenait de plus en plus menaçante, nous le remplacions par le magistère de bismuth, simple ou associé à un peu d'opium. Les pilules de tannin uni à l'opium ou au diascordium, rendaient aussi des services. Mais quelquefois le tannin causait des cardialgies, et il fallait y renoncer.

Nous avons aussi fait administrer des quarts de lavements, additionnés de tannin (2 à 4 gr.), ou d'extrait de ratanhia (3 à 5 gr.), avec quelques avantages.

L'ipécacuanha en poudre, à dose vomitive, soulageait quand il y avait des nausées. Il favorisait la diaphorèse, et nous a paru contribuer à la cessation du flux intestinal.

La diète et le repos au lit étaient de rigueur absolue, même dans les cas les plus légers.

Lorsque, après avoir essayé tous les moyens que nous venons de passer en revue, les selles continuaient, nous n'avions plus affaire à une simple diarrhée, et bientôt des symptômes plus graves annonçaient le choléra lui-même.

Traitement du choléra.

Bien des fois nous avons entendu répéter par des gens du monde, et même par d'habiles praticiens, que la médecine est impuissante à guérir le choléra. Cette opinion décourageante s'était glissée dans la basse classe, et trop souvent des malheureux sont morts sans avoir été secourus, parce que leurs familles n'avaient plus foi dans la science. Dans cette lutte inégale contre le terrible fléau, l'art perdait son prestige; malgré son habileté, son courage, son dévouement, le médecin se compromettait lui-même; mais il lui restait la consolante pensée d'avoir accompli son devoir et fait un peu de bien.

En vain observe-t-on, depuis un temps infini, des typhus, des pestes, des dyssenteries, des fièvres exanthémateuses, etc; les moyens de les *guérir* restent encore inconnus. N'en sera-t-il pas ainsi du choléra, maladie contagieuse, à peine étudiée jusqu'à ce jour?

Il est facile d'adresser une grande et terrible réplique à ceux qui proclament que leur méthode est la meilleure. C'est que partout et en tout temps, la mortalité des pyrexies épidémiques est la même, n'augmentant et ne diminuant qu'avec leur intensité.

Nous ne regardons cependant pas comme inutile toute espèce de traitement. Au contraire, nous avons la ferme conviction qu'une thérapeutique rationnelle peut rendre quelques services. Nous n'en voulons citer ici d'autre preuve que le fait suivant. A Bethoncourt, parmi plus de cent malades, *vingt - deux* n'ont reçu aucune espèce de soins. Il en est mort *vingt et un!* tandis que la totalité des décès ne dépasse pas 47. Le hasard peut bien avoir été pour quelque chose dans ce résultat, mais l'a-t-il produit seul? Il est permis d'en douter.

Quand nous disons *thérapeutique rationnelle*, nous n'entendons point parler de ces méthodes inventées par des esprits qui fondent le progrès sur des erreurs ou des illusions. Il n'y aura peut-être jamais de spécifique pour le choléra. Mais dès que cette affection apparut en Europe, on s'occupa de saisir les indications les plus urgentes, d'étudier tout ce qui peut être nuisible, afin de l'éloigner, d'opposer enfin aux principaux symptômes des moyens recommandables. Voilà tout ce que l'on pouvait faire. Voilà tout ce que la raison conseille encore aujourd'hui.

Nous avons écrit, dans ce mémoire, qu'on n'arrête pas l'évolution du choléra, même en l'attaquant dans ses prodrômes ; mais nous croyons avoir acquis la preuve qu'en agissant de bonne heure, sans se décourager, l'on parvient *quelquefois* à modérer sa marche et à augmenter les chances favorables.

Examinons maintenant les moyens que l'expérience paraît avoir indiqués comme les moins imparfaits.

I. *Moyens internes.*

Vomitifs. Nous n'avons pas employé l'émétique, mais nous avons fait un grand usage de l'ipécacuanha. Nous le donnions de préférence au début, alors que les malades avaient des envies de vomir sans pouvoir les satisfaire. Il soulageait presque toujours, en débarrassant l'estomac des matières alimentaires qui avaient été ingérées dans l'intention absurde de soutenir les forces. — Dans plusieurs cas, il nous a paru modifier avantageusement la diarrhée. — Mais il avait aussi ses revers, et nous avons vu les vomissements qu'il provoquait se prolonger d'une manière fort inquiétante. — Contraste singulier ! Il a réussi d'autres fois à arrêter des vomissements jusqu'alors incoërcibles. — Nous l'avons essayé également dans la période algide. Chez certains malades, il semblait exciter la réaction, mais chez d'autres, moins nombreux, il restait dans le ventricule comme dans un vase inerte, sans produire le moindre effet : c'était un signe néfaste. — En résumé, c'est surtout au début qu'il a été de quelque utilité.

Purgatifs. Nous n'avons pas eu recours aux purgatifs pendant l'attaque, c'est-à-dire pendant la période des vomissements, des selles pathognomoniques, des crampes, etc. Malgré tous les avantages que leur attribuent des médecins distingués, nous n'avons pu nous décider à les prescrire. Deux faits surtout nous ont rendu très-défiant à leur endroit. Un homme de Dung prenait chaque

4

matin, depuis trois ou quatre jours, un laxatif auquel il attribuait une vertu préservatrice, lorsqu'il fut en quelque sorte foudroyé. Une jeune femme de Montbéliard, *qui n'avait point de diarrhée*, éprouve, dans la soirée, un léger malaise. De son propre chef, elle s'administre une décoction de séné qui ne tarde pas à déterminer de nombreuses déjections. A minuit, nous trouvons cette malheureuse en plein choléra. A six heures du matin, elle expire. Il est bien clair que, dans ces deux cas, ce ne sont pas les laxatifs qui ont causé le mal indien, mais ils n'ont pas diminué son acuité.

Nous avons tiré bon parti de ces médicaments dans la période consécutive. Lorsque les malades, plongés dans le coma, avaient la langue sèche, aride, avec de la constipation, les sels neutres ou le calomel rencontraient leur indication.

Emissions sanguines. Nous n'avons conseillé les émissions sanguines que dans la période consécutive, pour combattre le coma et les autres accidents cérébraux. Dans quelques cas, une application de sangsues aux mastoïdes produisit de très-bons effets; mais il faut avouer qu'elles échouèrent souvent.

Narcotiques. Si nous employions comme remède principal le laudanum contre la diarrhée simple, nous n'insistions pas longtemps sur son usage lorsque nous reconnaissions le choléra. Il arrivait un moment où, l'absorption n'existant plus, les narcotiques cessaient d'agir. Plusieurs confrères nous ont affirmé qu'ils avaient pu, dans beaucoup de cas, rapporter à leur abus des accidents consécutifs très-graves, comme l'état typhoïde et le coma. On conçoit sans peine le danger que courent les malades, lorsque l'absorption rétablie trouve, dans le tube digestif, des quantités considérables d'opium. Grâce à notre prudence, nous n'avons pas eu l'occasion de faire les mêmes remarques.

Astringents. Pendant l'attaque de choléra, nous n'avons jamais prescrit de potions astringentes. Nous les avons vues, entre les mains de confrères, rester absolument inutiles. Chaque cuillerée était vomie presque aussitôt après son ingestion. Toutefois nous devons reconnaître que, dans quelques circonstances assez rares, le sous-nitrate de bismuth à petite dose (20 à 25 centigrammes), a paru jouir d'une certaine efficacité contre le symptôme vomissement. — Mais, pendant cette même période, nous avons fait un grand usage de petits lavements additionnés de tannin ou d'extrait de ratanhia. Les premiers étaient immédiatement rejetés; mais en les réitérant d'heure en heure, ou de deux en deux heures, ils ne manquaient guère d'arrêter la diarrhée. Trois, quatre, ou cinq suffisaient d'habitude pour amener ce bon résultat. Nous ferons observer que les astringents agissent sur les surfaces intestinales, même quand l'absorption est détruite. Leur simple contact, secondé peut-être par un peu d'imbibition, suffit pour resserrer les mailles des tissus et s'opposer à la transsudation des liquides.

Lorsque l'attaque s'était apaisée et qu'il restait de la diarrhée, sans que l'on eût à craindre le retour des vomissements, la tisane de grande consoude ou même l'extrait de monésia en potion pouvaient trouver leur application.

Boissons. Au début de l'épidémie, nous ne connaissions le choléra que par nos lectures, et nous croyions remplir une indication formelle en stimulant les malades à l'aide des infusions chaudes de menthe, de camomille, etc. Bientôt nous reconnûmes les inconvénients de cette pratique. Règle générale : plus un cholérique prenait d'infusions chaudes, plus il vomissait.

C'est alors que nous résolûmes d'essayer les boissons aussi froides que possible, *à très-petites doses, suffisamment distancées.* Nous pensions combattre avantageusement, de cette manière, les vomissements incoërcibles, et calmer l'ardeur épigastrique qui dévorait les malheureux patients. Nous ne craignions pas de leur soustraire trop de calorique, ni d'entraver la réaction. Nous espérions, au contraire, favoriser celle-ci; car on sait que le froid, dans de certaines mesures, excite et stimule l'économie.

Nous prescrivîmes donc, à la grande joie des malades, de l'eau de source, à la dose d'une cuillerée de dix en dix minutes. La glace, quand nous pouvions en avoir, la remplaçait avec un succès remarquable.

L'eau froide et la glace étaient les seuls remèdes un peu certains contre le vomissement; nous ne nous sommes jamais aperçu qu'elles aient fait naître ni augmenté l'algidité.

L'eau de seltz réussissait moins bien qu'elles.

Stimulants. Nous n'avons cependant pas banni l'usage des infusions aromatiques. Lorsqu'il y avait déjà de l'algidité et de la cyanose, nous les administrions additionnées d'eau-de-vie, de rhum ou de vin d'Espagne, *mais froides ;* et les doses de ce mélange, toujours petites, n'étaient données qu'à des intervalles convenables pour éviter le vomissement. Nous prévenions même cet accident, en faisant suivre leur ingestion d'un petit morceau de glace.

Nous n'avons, dans aucun cas, permis des quantités de liqueurs spiritueuses assez fortes, pour avoir à craindre les effets du retour de l'absorption. Nous avons peine à croire qu'il soit bon de griser les malades, comme on l'a conseillé.

Nous avons essayé encore les potions avec l'éther, l'alcool nitrique, l'ammoniaque liquide, l'esprit de Mendérérus, la teinture de Strogonoff, etc. ; elles ne réussissaient pas mieux que les alcooliques.

Strychnine et noix vomique. Séduit un instant par les publications de M. Abeille, nous avons donné, selon la méthode de ce médecin, le sulfate de strychnine à dix cholériques, et les dix ont succombé! L'un d'eux, qui était algide, en prit le soir trois centigrammes dans quatre cuillerées de véhicule, dont une d'heure en heure. Le lendemain matin, il n'était survenu aucun changement, et la dose fut répétée ; mais, au bout de vingt-quatre heures, des convulsions tétaniques générales se manifestèrent, au grand effroi de la famille du malade. Peu à peu l'accident cessa, la réaction se soutint, mais un état typhoïde consécutif, *prolongé pendant cinq semaines,* occasionna la mort. Les neuf autres périrent cyanosés. Dans aucun cas, nous n'avons pratiqué les émissions sanguines recommandées par l'auteur. En pareille occasion, elles sont impossibles dans les campagnes, et nous-même nous n'aurions pas osé les conseiller.

Nous avons fait aussi un usage assez fréquent de la *teinture de noix vomique,* à la dose de 5 à 6 gouttes dans une cuillerée d'eau froide, d'heure en heure. Quelquefois elle arrêtait très-vite les vomissements et la diarrhée, mais, le plus souvent, elle ne produisait aucun effet. C'est un remède incertain, auquel nous avions à peu près renoncé vers la fin de l'épidémie.

II. *Moyens externes.*

Frictions. Les frictions sont mal faites dans les campagnes. Les lits des cultivateurs ne permettent pas de les exécuter convenablement. Ceux qui sont chargés de les pratiquer découvrent et refroidissent les malades. Aussi ne tardâmes-nous pas à y renoncer.

Nous avons reconnu qu'une friction sèche, faite avec la main glissée sous les couvertures, calme aussi bien les crampes qu'une potion médicamenteuse, excitante ou narcotique.

Ligature des membres. Quand les crampes étaient vives et tenaces, une ligature serrée sur le membre, au-dessus de la partie contractée, pouvait les faire cesser.

Sinapismes et vésicatoires. De grands sinapismes ont été placés dans tous les cas d'algidité. Nous les faisions promener sur presque toute la surface du corps. C'est, à notre sens, un des plus puissants moyens de solliciter la réaction.

Parfois nous sommes parvenu à décider celle-ci, en levant, en quelques minutes, une ampoule considérable sur l'épigastre, à l'aide d'une compresse largement arrosée d'ammoniaque. Cette sorte de vésication instantanée nous a paru diminuer les vomissements, dans certains cas où ils résistaient aux autres médicaments. — C'était enfin un bon procédé pour amoindrir la constriction si pénible que les malades ressentaient à la base de la poitrine.

Nous avons essayé, dans les cas extrêmes, mais sans succès, le marteau de Mayor. Nous l'appliquions dans la région précordiale et de chaque côté du rachis.

Dans la période consécutive, lorsque les malades étaient plongés dans le coma, nous avons eu recours aux sinapismes et aux vésicatoires, placés à titre de révulsifs, sur les extrémités pelviennes.

Ventouses sèches. Les ventouses sèches ont fréquemment apaisé la constriction diaphragmatique.

Moyens de calorification. Au commencement de l'épidémie, les malades étant peu nombreux, nous pouvions consacrer à chacun d'eux un temps plus long, et recourir à des moyens qui n'eussent pas été bien appliqués en notre absence.

Nous nous efforcions de réchauffer les pauvres algides, en faisant *repasser*, pendant des heures entières, sur leur corps nu, des couvertures de laine dans lesquels on les avait enroulés.

D'autres fois, nous étendions, de la nuque au sacrum, une pièce de flanelle imprégnée d'huile essentielle de térébenthine, sur laquelle nous promenions un fer chaud.

Nous avons vu ces procédés favoriser une réaction plus ou moins vive, plus ou moins durable. Mais plus tard, lorsque les cas se multiplièrent et que nous fûmes forcé d'abréger nos visites, il fallut y renoncer. On les appliquait mal, sans persévérance, et le but n'était pas atteint.

Dès-lors, on se contenta de placer aux pieds et autour des malades *bien couverts*, des cruchons remplis d'eau chaude, ou simplement des briques chauffées.

Quand l'algidité était très-prononcée, nous faisions enrouler, autour de ces mêmes briques, des pièces de linge humectées de vinaigre. Il s'en dégageait une vapeur stimulante, à un très-haut degré de température.

Tous ces moyens étaient bons, sans doute, mais il faut convenir qu'ils échouaient souvent. Dans les cas malheureux, si l'on parvenait à réchauffer la surface, le pouls ne se relevait pas; la voix restait éteinte, et la mort ne se faisait pas attendre.

Ajoutons, pour terminer, que si nous attachions une grande importance à ce que les lits fussent chauds, nous n'insistions pas moins sur la nécessité de ne pas élever la température des appartements, et d'en ouvrir fréquemment les fenêtres.

—

En résumé : laudanum, ipécacuanha au début; boissons froides et même glacées, simples ou alcooliques selon les cas; lavements astringents, — applications externes, rubéfiantes, stimulantes, vésicantes, procédés divers de calorification, tels sont les moyens que l'expérience nous a désignés comme les moins imparfaits.

CHAPITRE DEUXIÈME.

Prophylaxie.

Nous ne répèterons pas ici toute la série des moyens préventifs individuels qui ont été recommandés. Ils ont leur importance, mais il ne faut pas l'exagérer. Ce ne sont pas les aliments bien ou mal choisis, ni les boissons froides ou chaudes, ni la fatigue, ni le repos, etc., qui produisent le choléra. On a trop attaché de valeur à des circonstances secondaires qui peuvent bien développer une certaine prédisposition, mais qui n'acquièrent jamais la virtualité d'une cause décisive.

Si l'on veut faire une prophylaxie rationnelle et puissante, il est nécessaire de remonter à des considérations plus élevées. Il faut étudier, d'une manière plus large et plus philosophique, l'étiologie de la redoutable affection. C'est alors seulement qu'il deviendra possible d'opposer au fléau des mesures efficaces.

Certes, ce serait une folie que de prétendre détruire le contage impondérable qui nous menace sans qu'il nous soit donné de le saisir. Sous ce rapport, la médecine est bien forcée d'avouer son impuissance. Nous ne croyons ni à l'utilité des évaporations désinfectantes, ni à celle des grands feux au voisinage des lieux menacés. Les cordons sanitaires eux-mêmes ne parviendront sans doute jamais à entraver la marche de l'invisible ennemi.

Mais est-il nécessaire de le détruire, cet ennemi si justement redouté, pour en affaiblir et en limiter l'action? Ici l'hygiène retrouve toute sa vigueur. Elle serait féconde en beaux résultats, si l'état des sociétés humaines n'arrêtait pas si fréquemment l'application de ses préceptes. Mais même au milieu des obstacles innombrables qu'elle rencontre encore, elle rendra de très-grands services, pourvu que les administrations écoutent ses conseils.

I. Quand une épidémie s'approche, l'autorité se hâte

de prendre, dans les villes, *jamais dans les villages*, quelques mesures d'assainissement ; mais une fois le danger passé, les choses retombent dans l'état antérieur. Ces mesures ne doivent avoir qu'une utilité fort contestable, parce qu'on n'y a recours qu'à la veille du fléau, lorsque les populations ont eu le temps de contracter une sensibilité toute spéciale à l'action des contages.

II. S'il est vrai qu'une épidémie de diarrhée bénigne soit l'avant-coureur ordinaire des épidémies de choléra, — qu'elle les prépare, en augmentant les aptitudes des populations, — que le mal indien commence, dans la très-grande majorité des cas, par un simple cours de ventre, — qu'en attaquant cette dernière indisposition, l'on parvienne à atténuer la gravité du choléra, dont elle n'est alors que le premier symptôme ; — si, disons-nous, tout cela est vrai, les visites préventives, recommandées par les Anglais, ne sauraient manquer d'être avantageuses. Il ne faut cependant pas les considérer comme le moyen préventif par excellence. Nous avons rapporté dans ce mémoire, des faits qui pourraient faire naître des doutes à cet égard. Ajoutons qu'il est fort difficile d'obtenir des gens du peuple des aveux complets. C'est ce dont nous nous sommes assuré à Montbéliard même, où les visites préventives ont été faites avec le plus grand soin. A Beaucourt, elles ont été dirigées par un médecin très-capable et très-consciencieux ; cependant la mortalité a été aussi forte dans ce gros village (200 décès) que dans ceux où la mesure était complètement négligée.

III. Nous pensons qu'il serait très-utile de distribuer aux indigents une alimentation substantielle, capable d'accroître leur force de résistance, en diminuant chez eux l'activité de l'absorption. La commune de Bethoncourt est la seule où l'on ait accordé, sur notre demande, un pareil secours.

IV. Nous avons vu que le contage agit de préférence, non dans les localités les plus insalubres, mais sur les classes inférieures de la société, dans les habitations obscures, sales, privées d'un air pur. La rareté des personnes atteintes dans des conditions opposées, indique que l'action du principe morbifique peut être affaiblie et même annihilée. Enfin la contagion n'est pas douteuse. C'est au milieu des circonstances les plus propices à l'invasion du fléau , qu'elle s'accomplit avec le plus de certitude et de facilité.

Que faut-il en conclure ?

Nous laissons aux économistes le soin de rechercher s'il est possible d'assainir et de rendre assez vastes tous les logements des malheureux. Mais n'est-il pas à désirer que les *maisons communes* de nos villages renferment une petite infirmerie. Nous avons vu des cholériques mourir sur une litière infecte , des domestiques agonisant au milieu du bétail , des familles privées de sommeil, parce que tous leurs lits étaient occupés par des malades.

Il serait nécessaire aussi que l'on désignât , dans chaque localité envahie , un lieu convenable pour y déposer les cadavres avant l'inhumation. Nous en avons rencontré qui avaient séjourné toute une nuit dans la chambre exiguë où cholériques et bien portants étaient agglomérés.

On ne doit pas hésiter , dès qu'un premier cas de mal indien se manifeste dans une famille mal logée , à faire évacuer l'appartement pour l'aérer, le blanchir à la chaux, le désinfecter. Nous estimons qu'on pourrait y rentrer sans crainte au bout de peu de jours. On aura le soin d'exposer au grand air, après les avoir passés à la lessive , la literie , le linge de ménage , les vêtements , etc. Nous avons fait prendre plusieurs fois cette prudente mesure, sans répandre d'alarme.

Nous n'ignorons pas qu'il est très-difficile de faire évacuer une maison dans un village, parce que les logements disponibles y sont rares , et que peu de personnes se soucient d'accueillir ceux qui ont partagé la chambre d'un cholérique. C'est aux administrateurs à prendre d'avance les précautions convenables.

Enfin , on recommandera à ceux qui soignent les malades , de ne pas faire de trop longs séjours auprès d'eux, de sortir fréquemment , d'ouvrir les fenêtres , d'éloigner toutes les personnes inutiles. Nous avons toujours insisté sur ces préceptes , *sans prononcer le mot de contagion,* et , dans aucun cas, nous n'avons vu la frayeur donner lieu à de lâches abandons. Si , parfois , au début de l'épidémie , il y avait de la crainte ou de l'hésitation , nous ne tardions pas à trouver des hommes courageux qui se faisaient un devoir de nous assister. Nous n'avons jamais eu à déplorer les actes de l'égoïsme odieux et cruel dont les anticontagionistes se complaisent à retracer le sombre tableau.

Qu'importe, après tout, si vous n'êtes pas contagioniste ! Croyez-vous à l'existence d'un principe morbifique qui se concentre, s'accumule dans des conditions connues? Croyez-vous, même vaguement, à l'influence d'une cause générale qui sévit avec plus de fureur dans un quartier, une rue, une maison ? Si c'est ainsi que vous interprétez les faits, ne repoussez pas les sages conseils que nous venons d'emprunter à des hommes d'un mérite éprouvé. Leur application est indispensable, que le choléra se transmette ou non.

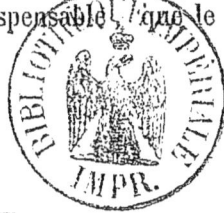

TABLE DES MATIÈRES.

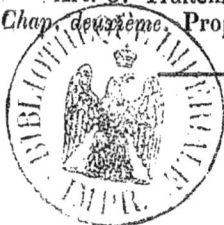